中国古医籍整理丛书

坤 中 之 要

清·佚名 撰

白 钰 张旻轶 陈永灿 王恒苍 校注

中国中医药出版社

·北 京·

图书在版编目（CIP）数据

坤中之要/（清）佚名撰；白钰等校注 . —北京：中国中医药
出版社，2016.11
（中国古医籍整理丛书）
ISBN 978 - 7 - 5132 - 3319 - 4

Ⅰ.①坤…　Ⅱ.①佚…　②白…　Ⅲ.①中医妇科学—中国—
清代　Ⅳ.①R271.1

中国版本图书馆 CIP 数据核字（2016）第 092484 号

中 国 中 医 药 出 版 社 出 版
北京市朝阳区北三环东路 28 号易亨大厦 16 层
邮政编码　100013
传真　010 64405750
保定市中画美凯印刷有限公司印刷
各地新华书店经销

＊

开本 710×1000　1/16　印张 12　字数 46 千字
2016 年 11 月第 1 版　2016 年 11 月第 1 次印刷
书　号　ISBN 978 - 7 - 5132 - 3319 - 4

＊

定价　38.00 元
网址　www.cptcm.com

社长热线　010 64405720
购书热线　010 64065415　010 64065413
微信服务号　zgzyycbs
书店网址　csln. net/qksd/
官方微博　http://e. weibo. com/cptcm
淘宝天猫网址　http://zgzyycbs. tmall. com

国家中医药管理局
中医药古籍保护与利用能力建设项目
组织工作委员会

前　言

　　中医药古籍是传承中华优秀文化的重要载体，也是中医学传承数千年的知识宝库，凝聚着中华民族特有的精神价值、思维方法、生命理论和医疗经验，不仅对于传承中医学术具有重要的历史价值，更是现代中医药科技创新和学术进步的源头和根基。保护和利用好中医药古籍，是弘扬中国优秀传统文化、传承中医学术的必由之路，事关中医药事业发展全局。

　　1949 年以来，在政府的大力支持和推动下，开展了系统的中医药古籍整理研究。1958 年，国务院科学规划委员会古籍整理出版规划小组在北京成立，负责指导全国的古籍整理出版工作。1982 年，国务院古籍整理出版规划小组召开全国古籍整理出版规划会议，制定了《古籍整理出版规划（1982—1990）》，卫生部先后下达了两批 200 余种中医古籍整理任务，掀起了中医古籍整理研究的新高潮，对中医文化与学术的弘扬、传承和发展，发挥了极其重要的作用，产生了不可估量的深远影响。

　　2007 年《国务院办公厅关于进一步加强古籍保护工作的意见》明确提出进一步加强古籍整理、出版和研究利用，以及

"保护为主、抢救第一、合理利用、加强管理"的方针。2009年《国务院关于扶持和促进中医药事业发展的若干意见》指出，要"开展中医药古籍普查登记，建立综合信息数据库和珍贵古籍名录，加强整理、出版、研究和利用"。《中医药创新发展规划纲要（2006—2020）》强调继承与创新并重，推动中医药传承与创新发展。

2003~2010年，国家财政多次立项支持中国中医科学院开展针对性中医药古籍抢救保护工作，在中国中医科学院图书馆设立全国唯一的行业古籍保护中心，影印抢救濒危珍本、孤本中医古籍1640余种；整理发布《中国中医古籍总目》；遴选351种孤本收入《中医古籍孤本大全》影印出版；开展了海外中医古籍目录调研和孤本回归工作，收集了11个国家和2个地区137个图书馆的240余种书目，基本摸清流失海外的中医古籍现状，确定国内失传的中医药古籍共有220种，复制出版海外所藏中医药古籍133种。2010年，国家财政部、国家中医药管理局设立"中医药古籍保护与利用能力建设项目"，资助整理400余种中医药古籍，并着眼于加强中医药古籍保护和研究机构建设，培养中医古籍整理研究的后备人才，全面提高中医药古籍保护与利用能力。

在此，国家中医药管理局成立了中医药古籍保护和利用专家组和项目办公室，专家组负责项目指导、咨询、质量把关，项目办公室负责实施过程的统筹协调。专家组成员对古籍整理研究具有丰富的经验，有的专家从事古籍整理研究长达70余年，深知中医药古籍整理研究的重要性、艰巨性与复杂性，履行职责认真务实。专家组从书目确定、版本选择、点校、注释等各方面，为项目实施提供了强有力的专业指导。老一辈专家的学术水平和智慧，是项目成功的重要保证。项目承担单位山东中医药大学、南京中医药大学、上海中医药大学、福建中医药大学、浙江省中医药研究院、陕西省中医药研究院、河南省中医药研究院、辽宁中医药大学、成都中医药大学及所在省市中医药管理部门精心组织，充分发挥区域间互补协作的优势，并得到承担项目出版工作的中国中医药出版社大力配合，全面推进中医药古籍保护与利用网络体系的构建和人才队伍建设，使一批有志于中医学术传承与古籍整理工作的人才凝聚在一起，研究队伍日益壮大，研究水平不断提高。

　　本着"抢救、保护、发掘、利用"的理念，该项目重点选择近60年未曾出版的重要古医籍，综合考虑所选古籍的保护价值、学术价值和实用价值。400余种中医药古籍涵盖了医经、基础理论、诊法、伤寒金匮、温病、本草、方书、内科、外科、女科、儿科、伤科、眼科、咽喉口齿、针灸推拿、养生、医案医话医论、医史、临证综合等门类，跨越唐、宋、金元、明以迄清末。全部古籍均按照项目办公室组织完成的行业标准《中医古籍整理规范》及《中医药古籍整理细则》进行整理校注，绝大多数中医药古籍是第一次校注出版，一批孤本、稿本、抄本更是首次整理面世。对一些重要学术问题的研究成果，则集中收录于各书的"校注说明"或"校注后记"中。

　　"既出书又出人"是本项目追求的目标。近年来，中医药古籍整理工作形势严峻，老一辈逐渐退出，新一代普遍存在整理研究古籍的经验不足、专业思想不坚定等问题，使中医古籍整理面临人才流失严重、青黄不接的局面。通过本项目实施，搭建平台，完善机制，培养队伍，提升能力，经过近5年的建设，锻炼了一批优秀人才，老中青三代齐聚一堂，有效地稳定了研究队伍，为中医药古籍整理工作的开展和中医文化与学术的传承提供必备的知识和人才储备。

本项目的实施与《中国古医籍整理丛书》的出版，对于加强中医药古籍文献研究队伍建设、建立古籍研究平台，提高古籍整理水平均具有积极的推动作用，对弘扬我国优秀传统文化，推进中医药继承创新，进一步发挥中医药服务民众的养生保健与防病治病作用将产生深远影响。

第九届、第十届全国人大常委会副委员长许嘉璐先生，国家卫生计生委副主任、国家中医药管理局局长、中华中医药学会会长王国强先生，我国著名医史文献专家、中国中医科学院马继兴先生在百忙之中为丛书作序，我们深表敬意和感谢。

由于参与校注整理工作的人员较多，水平不一，诸多方面尚未臻完善，希望专家、读者不吝赐教。

国家中医药管理局中医药古籍保护与利用能力建设项目办公室

二〇一四年十二月

许 序

　　"中医"之名立，迄今不逾百年，所以冠以"中"字者，以别于"洋"与"西"也。慎思之，明辨之，斯名之出，无奈耳，或亦时人不甘泯没而特标其犹在之举也。

　　前此，祖传医术（今世方称为"学"）绵延数千载，救民无数；华夏屡遭时疫，皆仰之以度困厄。中华民族之未如印第安遭染殖民者所携疾病而族灭者，中医之功也。

　　医兴则国兴，国强则医强。百年运衰，岂但国土肢解，五千年文明亦不得全，非遭泯灭，即蒙冤扭曲。西方医学以其捷便速效，始则为传教之利器，继则以"科学"之冕畅行于中华。中医虽为内外所夹击，斥之为蒙昧，为伪医，然四亿同胞衣食不保，得获西医之益者甚寡，中医犹为人民之所赖。虽然，中国医学日益陵替，乃不可免，势使之然也。呜呼！覆巢之下安有完卵？

　　嗣后，国家新生，中医旋即得以重振，与西医并举，探寻结合之路。今也，中华诸多文化，自民俗、礼仪、工艺、戏曲、历史、文学，以至伦理、信仰，皆渐复起，中国医学之兴乃属必然。

迄今中医犹为国家医疗系统之辅，城市尤甚。何哉？盖一则西医赖声、光、电技术而于20世纪发展极速，中医则难见其进。二则国人惊羡西医之"立竿见影"，遂以为其事事胜于中医。然西医已自觉将入绝境：其若干医法正负效应相若，甚或负远逾于正；研究医理者，渐知人乃一整体，心、身非如中世纪所认定为二对立物，且人体亦非宇宙之中心，仅为其一小单位，与宇宙万象万物息息相关。认识至此，其已向中国医学之理念"靠拢"矣，虽彼未必知中国医学何如也。唯其不知中国医理何如，纯由其实践而有所悟，益以证中国之认识人体不为伪，亦不为玄虚。然国人知此趋向者，几人？

国医欲再现宋明清高峰，成国中主流医学，则一须继承，一须创新。继承则必深研原典，激清汰浊，复吸纳西医及我藏、蒙、维、回、苗、彝诸民族医术之精华；创新之道，在于今之科技，既用其器，亦参照其道，反思己之医理，审问之，笃行之，深化之，普及之，于普及中认知人体及环境古今之异，以建成当代国医理论。欲达于斯境，或需百年欤？予恐西医既已醒悟，若加力吸收中医精粹，促中医西医深度结合，形成21世纪之新医学，届时"制高点"将在何方？国人于此转折之机，能不忧虑而奋力乎？

予所谓深研之原典，非指一二习见之书、千古权威之作；就医界整体言之，所传所承自应为医籍之全部。盖后世名医所著，乃其秉诸前人所述，总结终生行医用药经验所得，自当已成今世、后世之要籍。

盛世修典，信然。盖典籍得修，方可言传言承。虽前此50余载已启医籍整理、出版之役，惜旋即中辍。阅20载再兴整理、出版之潮，世所罕见之要籍千余部陆续问世，洋洋大观。

今复有"中医药古籍保护与利用能力建设"之工程，集九省市专家，历经五载，董理出版自唐迄清医籍，都400余种，凡中医之基础医理、伤寒、温病及各科诊治、医案医话、推拿本草，俱涵盖之。

噫！璐既知此，能不胜其悦乎？汇集刻印医籍，自古有之，然孰与今世之盛且精也！自今而后，中国医家及患者，得览斯典，当于前人益敬而畏之矣。中华民族之屡经灾难而益蕃，乃至未来之永续，端赖之也，自今以往岂可不后出转精乎？典籍既蜂出矣，余则有望于来者。

谨序。

第九届、十届全国人大常委会副委员长

许嘉璐

二〇一四年冬

王 序

  中医学是中华民族在长期生产生活实践中，在与疾病作斗争中逐步形成并不断丰富发展的医学科学，是中国古代科学的瑰宝，为中华民族的繁衍昌盛作出了巨大贡献，对世界文明进步产生了积极影响。时至今日，中医学作为我国医学的特色和重要医药卫生资源，与西医学相互补充、相互促进、协调发展，共同担负着维护和促进人民健康的任务，已成为我国医药卫生事业的重要特征和显著优势。

  中医药古籍在存世的中华古籍中占有相当重要的比重，不仅是中医学术传承数千年最为重要的知识载体，也是中医为中华民族繁衍昌盛发挥重要作用的历史见证。中医药典籍不仅承载着中医的学术经验，而且蕴含着中华民族优秀的思想文化，凝聚着中华民族的聪明智慧，是祖先留给我们的宝贵物质财富和精神财富。加强对中医药古籍的保护与利用，既是中医学发展的需要，也是传承中华文化的迫切要求，更是历史赋予我们的责任。

  2010 年，国家中医药管理局启动了中医药古籍保护与利用能力建设项目。这既是传承中医药的重要工程，也是弘扬优秀民族文化的重要举措，不仅能够全面推进中医药的有效继承和创新发展，为维护人民健康做出贡献，也能够彰显中华民族的璀璨文化，为实现中华民族伟大复兴的中国梦作出贡献。

相信这项工作一定能造福当今，嘉惠后世，福泽绵长。

国家卫生和计划生育委员会副主任
国家中医药管理局局长
中华中医药学会会长

王国施

二〇一四年十二月

马 序

　　新中国成立以来，党和国家高度重视中医药事业发展，重视古籍的保护、整理和研究工作。自 1958 年始，国务院先后成立了三届古籍整理出版规划小组，分别由齐燕铭、李一氓、匡亚明担任组长，主持制订了《整理和出版古籍十年规划（1962—1972）》《古籍整理出版规划（1982—1990）》《中国古籍整理出版十年规划和"八五"计划（1991—2000）》等，而第三次规划中医药古籍整理即纳入其中。1982 年 9 月，卫生部下发《1982—1990 年中医古籍整理出版规划》，1983 年 1 月，中医古籍整理出版办公室正式成立，保证了中医古籍整理出版规划的实施。2002 年 2 月，《国家古籍整理出版"十五"（2001—2005）重点规划》经新闻出版署和全国古籍整理出版规划领导小组批准，颁布实施。其后，又陆续制定了国家古籍整理出版"十一五"和"十二五"重点规划。国家财政多次立项支持中国中医科学院开展针对性中医药古籍抢救保护工作，文化部在中国中医科学院图书馆专门设立全国唯一的行业古籍保护中心，国家先后投入中医药古籍保护专项经费超过 3000 万元，影印抢救濒危珍、善、孤本中医古籍 1640 余种，开展了海外中医古籍目录调研和孤本回归工作。2010 年，国家财政部、国家中医药管理局安排国家公共卫生专项资金，设立了"中医药古籍保护与利用能力建设项目"，这是继 1982~1986 年第一批、第二批重要中医药古籍整理之后的又一次大规模古籍整理工程，重点整理新中国成立后未曾出版的重要古籍，目标是形成并普及规范的通行本、传世本。

为保证项目的顺利实施，项目组特别成立了专家组，承担咨询和技术指导，以及古籍出版之前的审定工作。专家组中的许多成员虽逾古稀之年，但老骥伏枥，孜孜不倦，不仅对项目进行宏观指导和质量把关，更重要的是通过古籍整理，以老带新，言传身教，培养一批中医药古籍整理研究的后备人才，促进了中医药古籍保护和研究机构建设，全面提升了我国中医药古籍保护与利用能力。

作为项目组顾问之一，我深感中医药古籍保护、抢救与整理工作的重要性和紧迫性，也深知传承中医药古籍整理经验任重而道远。令人欣慰的是，在项目实施过程中，我看到了老中青三代的紧密衔接，看到了大家的坚持和努力，看到了年轻一代的成长。相信中医药古籍整理工作的将来会越来越好，中医药学的发展会越来越好。

欣喜之余，以是为序。

中国中医科学院研究员

马继兴

二〇一四年十二月

校注说明

　　《坤中之要》又名《秘传内府经验女科》，作者不详，刊刻于清嘉庆庚申年（1800）。据书中记载，本书为清嘉庆年间，时任工部员外郎的满洲人伊精阿（字共庵）从刘氏处得之，认为此书方论有效，如序中所言"不胶柱而鼓之无不应者"，后传授于印山恭德，并有意将此书刊刻传世。丰绅伊绵在向印山恭德请教医学时见到此书，认为书中论述妇科诸症不杂不复，易于学习，于是将此书刊刻，使其得以流传。

　　本书清嘉庆五年庚申（1800）刊刻后，未见有重刻本。该版本藏于浙江大学图书馆医学分馆（杭州），以及中国中医科学院图书馆（北京）。本次整理，以中国中医科学院藏本作为底本，以本书所引著作之通行本为他校本，并适当运用理校法进行校勘。

　　具体整理原则如下：

　　1. 采用现代标点方法，对原书进行标点。

　　2. 凡繁体字、异体字、俗字、古字，均改为通行简化字。通假字一律保留，并出校说明。

　　3. 凡因写刻笔画致误的明显错别字，如"已"与"巳"、"日"与"曰"等，予以径改不出校。

　　4. 原书为竖排版，现为横排版，故凡指上下文的"右"、"左"，均相应地改为"上"、"下"。

　　5. 对疑难字词进行注释并注音，注音一般采取汉语拼音加直音的方法。

　　6. 对成语、典故等在首见处予以训释。

7. 原书部分段落居首有提示标识"—"，考虑到无实际意义，且为避免歧义，故统一删去。

8. 中药名属于错字或前后文不统一或书写不规范者，均予统一或改正，不出校记，如"姜蚕"改为"僵蚕"、"枯凡"改为"枯矾"、"石羔"改为"石膏"、"射香"改为"麝香"、"砵砂"改为"朱砂"、"山查"改为"山楂"、"梹榔"改为"槟榔"、"川山甲"改为"穿山甲"、"霍香"改为"藿香"、"五灵芝"改为"五灵脂"、"山枝"改为"山栀"、"班猫"改为"斑蝥"、"连乔"改为"连翘"等。

9. 原书目录后半部分编排凌乱，且较为冗繁，今根据整理后的正文重新予以编排。

序

　　《坤中之要》，伊共庵先生手授余书也。先生名精阿，满洲人，任工部员外郎，通地理，精医学，而尤精于妇科，活人多矣。尝谓余曰：医之滥竽久矣，而妇科为最；妇科之滥竽久矣，而妇科之书为尤最。是书得之刘公逸①其名。刘登贤书②，弃而学道，精南宫③，游京师④，晤于西城之关帝庙时，刘已饿三日矣，而横吹⑤。奇之，与友焉，其他异⑥不具述。是书也，不胶柱⑦而鼓之无不应者，今以授子，子慎珍哉！余得而读之，虽不能契⑧其奥，而葫芦依样即奏奇功，因叹：若使高明之士得目此书，融会贯通，不皆逢源之境哉？间⑨请于先生曰：是书刻而传之，亦大事，因缘⑩出现于世。先生曰：诚然。然非尔我力所能及也。如是者已有年。存谷大弟以书为命者也，叩医于余，而并穷所自。余出书而述颠末⑪焉。存谷曰：天下之方，

---

　　①　逸：散失。

　　②　登贤书：科举时代称乡试中式者。清代陆以湉《冷庐杂识·吴京丞》："钱塘吴西谷京丞清鹏，於嘉庆丙子登贤书。"

　　③　南宫：即南宫宗，道学流派之一。

　　④　京师：帝王的都城，即当时帝都北京。

　　⑤　横吹：即吹横笛。

　　⑥　异：奇异之处。

　　⑦　胶柱：胶住瑟上的弦柱，就不能调节音的高低。比喻固执拘泥，不知变通。

　　⑧　契：相合，相投。此引申为"理解""明白"。

　　⑨　间：私下。

　　⑩　因缘：机会，缘分。

　　⑪　颠末：本末，前后经过情形。

不患①刻之难，而患验之难也。盖一方不验，则众方皆弃，此非弃者之过也。以人试方，轻人而重方，有是理哉？是书于妇科诸症不杂不复，当付梓以全二君之志。庚申冬，书成，而共庵先生陨矣。呜呼！修短随化②，医安有益哉？然而起沉疴，瘳旧疾，生死呼吸之际，往往取效若神者，医又非无益矣。窃愿读是书者，当思立方者因病而立方，用方者可以因方而推病，方不妙而用者妙之则妙矣，方不拙而用者拙之则拙矣。圣王不易民而治，良医亦不易方而治也。此先生授余之本心，亦天下人人之本心也。希高明者共鉴之。

嘉庆庚申日躔③在女④印山恭德书

---

① 患：担忧，忧虑。

② 修短随化：人的寿命长短，随造化而定。修，长；化，造化。旧指自然界的主宰者，即指运气、命运。

③ 日躔（chán 蝉）：太阳视运动的度次，古代历法中用于描述日、月、星的运行轨迹以推算时节。《文选·颜延之〈三月三日曲水诗序〉》曰："日躔胃维，月轨青陆。"吕向注："躔，次也。胃，星名。维，畔也……言日次胃星之轨行畔也。"

④ 女：星宿名。古代天文学中的二十八宿之一，位于北方。

目录

月经前期论一

其症血来如鸡肝水，五心作热，腰疼，小腹痛，面色萎黄，不思饮食，乃血气皆虚。先用黄芩散退其五心烦热，后用调经丸。次月，血胜疾去而人清安矣。

黄芩散

川归　川芎　白芍　苍术　甘草　天花粉　知母

水一盅①，煎七分，温服。

调经丸

三棱　莪术　川归　川芎　白芍　小茴　生地　熟地

八角茴　玄胡　白茯苓　砂仁　乌药　香附各二两

上为细末，早米糊丸梧子大。不拘时，酒下百丸。

---

① 盅：原作"中"，据文义改。

月经后期论二

其经来如屋漏水，头昏目暗，小腹作疼，更兼白带，咽中臭如鱼腥，恶心，吐逆。先用理经四物汤，次服内补当归丸。次月疾愈。

理经四物汤

川芎　川归　白芍　生地　黄芩　白术　柴胡　香附　玄胡　三棱

水一盅，煎七分，临卧服。

内补当归丸

续断　阿胶　甘草　川芎　干姜　白芷　白芍　熟地　蒲黄　厚朴　茱萸　附子　白茯　肉苁蓉各一两

上为末，蜜丸梧子大，空心，酒下八十丸。

月经或前或后论三

　　其症因脾土不胜，不思饮食，由此血衰，月水往后，或次月饮食多进，月水又往前矣。用药不须调气血，只宜理脾，脾土胜旺，血匀气顺，自然应期。当服紫金丸。

紫金丸

　　青皮　陈皮　良姜　苍术　槟榔　枳壳　砂仁　红豆香附　乌药　三棱　莪术各二两

　　上为末，早米糊①为丸梧子大。食后，米饮下百丸。

① 早米糊：原作"早糊米"，据文义及上文改。

血虚发热论四

其症因妇性急，或经行时房事过伤，腹中结一块如鸡子大，左右活动，月水不行，变成五心烦热、头昏目暗、咳嗽生痰。先用逍遥散止其五心之热，次用紫菀汤止其嗽。若半年、一年失医，肉瘦泄泻，百死无生。

逍遥散

白术　川归　柴胡　白芍　黄芩　薄荷　地骨皮　天花粉　龙胆草　石莲子

用水煎服。

紫菀汤

阿胶　杏仁　桑白皮_{蜜炒}　五味子　贝母　知母　紫菀　款冬花　桔梗　枳实　陈皮　紫苏子

水煎卧服。

经闭发热论五

　　其症因行经时及产后过饮食生冷与水果品，盖血见水则滞故也。初起一二月生寒作热，五心烦燥，口苦舌干，面赤青黄。易治先用逍遥散退其寒热，后用紫金丸。渐纳谷食，脾土一胜，自然经血流通。若年久不治，变作骨蒸，子午而发，肌肉消瘦骨露，泄泻不止者，百死无生。若患家照前治之，倘病人三更弃世，急用鸦片三厘，调甘草汤服之即好，起死回生矣_{二方见前}。

行经气疼论六

经来一半，余血未尽，腹中作疼，变发潮热或无热。当用红花当归散破其余血，潮止痛安。

红花当归散

枳壳　红花　牛膝　赤芍　川归　三棱　莪术　川芎
芫花　苏木

水煎临卧服，渣并①。

---

① 渣并：将前一剂药的药渣与后一剂药同煎煮。

经来不止论七

经来十日半月不止，乃血妄流行。当审其妇曾吃椒、姜热物过度，是为热症，可用金狗散即安。

金狗散

金毛狗脊　续断　阿胶　地榆　黄芩　川芎　川归　白芍　熟地　白芷

水煎，空心服，渣并，只服一剂。

经来如黄泥水论八

　　此症大虚，用药不可凉，宜用加味四物汤以暖其经，以和其血。次月，血胜而愈。

　　加味四物汤

　　川归　川芎　白芍　熟地　小茴　乌药　玄胡索

　　上水一盏，姜三片，枣一枚，煎七分，空心服。

经来如铜绿水论九

　　此症全无红色，乃大虚大冷，不可用凉剂，宜乌鸡丸。服之半月，非惟病愈，且因而有孕也。

乌鸡丸

　　天雄　附子　鹿茸　山药　肉苁蓉　肉桂　蒲黄　川芎　川归　熟地　山萸　白芍_{各一两}　乌鸡肉_{三两}

　　上为末，米糊为丸。空心，酒下百丸。

经来全白色论十

　　此症全无血色，五心烦热，小便作痛，面色青黄，乃血气虚也。不宜服凉药，宜用乌鸡丸。服过半月，次月定有孕方见前。

经来成块如葱白色论十一

经来成块，葱白色，又如死猪血，黑色，头昏目暗，口唇麻木，此虚冷也。不用寒凉药，急用内补当归丸方见第二。

经来臭如夏月之腐论十二

　　此乃血弱更伤热物，譬如沟渠水干，天气无雨，久则臭也。身衰旧血少，新血不接，则一臭如夏月之腐也。宜用龙骨丸。

龙骨丸

　　龙骨　螵蛸　牡蛎　川归　白芍　川芎　生地　白茯黄芩

　　上为末，蜜丸，空心，酒下百丸。

经来如鱼髓论十三

　　每月经水来，双脚疼痛不能动，乃下元虚冷，更兼风邪所攻。宜行血行气，用苏风止痛散。

　　苏风止痛散

　　天麻　僵蚕　乌药　牛膝　独活　川芎　川归　南藤　乳香　骨碎补　紫荆皮

　　生姜、葱二根，生酒煎，空心服，渣并。

经来如牛膜十四

　　经来不止，兼下牛膜一样色片，昏迷倒地，乃血气结聚变成。此症虽惊，人无事，宜用朱雄丸，立安。

　　朱雄丸

　　朱砂　雄黄各一钱　白茯二两

　　各为末，水丸，姜汤下五十丸。

经来下肉胞十五

经来不止，忽然下肉胞三五个，如鸡子，如絮，用刀剖开，内似石榴子。其妇昏迷不知人事，症虽惊人，亦不妨也。宜十全大补汤，用三五帖，即效。

十全大补汤

川芎　川归　白芍　熟地　人参　白术　白茯　甘草　黄芪　肉桂

上水一盅，姜三片，枣二枚，煎七分。空心温服。

经来小便疼痛如刀割论十六

此乃血门不通，人皆用八珍散。不验，急用牛膝汤，一帖有功。

牛膝汤

土牛膝三两　麝香一分　乳香二钱

上水一盏半，煎牛膝至一盏，临服磨碎乳、麝香入内。空心服，渣并。

经来吊^①阴痛不可忍论十七

此症有两条筋从阴吊至两乳，疼痛，身上发热，宜川楝汤二帖。发汗即愈。

川楝汤

川楝子　猪苓　泽泻　白术　小茴　八角茴　木香　麻黄　乌药　槟榔　玄胡　乳香

水一盅，姜三片，葱一根，煎七分。对火发汗。

---

① 吊：悬挂。这里指体内有筋脉如悬挂、抽吊的感觉。

经来未尽潮热气痛论十八

经来一半，又觉口渴，小腹疼痛，遍身潮热，头痛，此因伤食生冷，故血滞不行。有余血在内，不可用补剂，只宜凉药。若痛，用莪术散，自然热去经尽，痛止潮安。

莪术散

三棱　莪术　红花　牛膝　苏木

水一盏，煎七分。空心服，渣并。

经来尽作痛论十九

此症手足麻痹，乃腹中虚冷，血气衰甚。宜四物汤。
四物汤
川归　川芎　白芍　熟地
姜三片，枣一枚，煎服。

经来胁气痛论二十

经来胁内一块如杯，其血淡黑色。宜治块，为用四物玄胡汤。

四物玄胡汤[①]

玄胡_{四两}　沉香_{五钱}

酒煎服，或为细末，酒下。

---

① 四物玄胡汤：据文义，当为上文"四物汤"再加玄胡、沉香。

经来小腹有块痛论二十一

经来小腹结成一块，如皂角一条横过，疼痛不可忍，不思饮食，面色青黄。急服玄胡散，半月其块自消。

玄胡散

玄胡四两　头发烧灰，四钱

为末，酒调下。

经来遍身疼痛论二十二

经来二三日，遍身疼痛，乃伤寒邪入骨，或热或不热。宜解表，用乌药顺气散。

乌药顺气散

乌药　僵蚕　白芷　川芎　干姜　陈皮　甘草　麻黄　枳壳

上加姜三片、葱一根，煎温服。

触经伤寒论二十三

经来忽然作渴，误食生冷，遍身潮热，痰气紧满，恶寒，四肢厥冷，乃触经伤寒。急投五积散，立安。

五积散

厚朴　陈皮　桔梗　苍术　川芎　白芷　白茯　川归　香附　半夏　枳壳　干姜　肉桂　甘草　白芍　麻黄　青皮

上姜三片、葱一根，水一盏，煎七分，热服。若五积交加散，即加五味子，纳羌活、独活、柴胡、前胡、人参。如邪胜不可用全方。

逆经方论二十四

　　经从口鼻中出，此因过食椒、姜，热毒物伤其血，热则乱行。急用犀角地黄汤，数帖即瘳也。

　　犀角地黄汤

　　犀角　生地　白芷　丹皮　黄芩　陈皮　枳实　桔梗甘草　百草霜①

　　煎，空心服，渣并。

---

　　① 百草霜：燃烧后灶额及烟炉中留下的墨烟。见明代《本草纲目》土部第七卷"百草霜"。

经从口鼻出咳嗽气紧二十五

经不往下，往上，五心发热，咳嗽气紧，宜推血下行。宜红花散，服七帖，次用冬花散，止嗽下气。不消五七帖，全安。

红花散

红花　黄芩　苏木　天花粉

煎，空心服，并渣。

冬花散

粟壳_{蜜炙}　桑白皮_{蜜炙}　桔梗　枳实　苏子　石膏　紫菀　款冬花　杏仁　苏梗

水煎温服，渣并。

每月经来二三次论二十六

经来几点而止，过五日、旬日又来几点，一月常行二三次，面色青黄。先宜胶艾汤一二帖，后用紫金丸方见第三。

胶艾汤

川芎　白芍　熟地　艾叶　阿胶

加枣二枚，煎，空心服。

经来狂言如见鬼神论二十七

经来或因家事怒气触阻，逆血攻心，不知人事，狂言
谵语。先用麝香散宁定心志，后用茯神丸以除其根。

麝香散

辰砂　木香　麝香　人参　桔梗　柴胡　远志　甘草
茯神

上不拘时服，渣并。

茯神丸

远志　朱砂　茯神　猪心　茯苓

上为末，早米糊丸，金银器汤下五十丸。

经来常呕吐论二十八

经来呕吐，不思饮食，宜服丁香散。半月即愈。

丁香散

丁香　干姜　白术

为末，每早米汤调下三茶匙。

经来饮食后即呕吐论二十九

此乃痰在胸脘，隔阻米谷不下胃。急投乌梅丸化去痰涎，后用九仙夺命丹。

乌梅丸

朱砂　雄黄　木香各五钱　硼砂一钱　草果一个　乳香没药各一钱　胡椒三十五粒　绿豆三十五粒

上为末，乌梅肉丸杨梅大。每噙化一丸吞下。

九仙夺命丸

豆豉一钱　草果一个　厚朴二钱　枳壳三钱　木香一钱白茯二钱　陈皮一钱　山楂子　苍术

共为末，姜汤调下。

经来遍身浮肿论三十

此因脾土不能克化水，变为肿。宜木香调胃散。

木香调胃散

木香　陈皮　甘草　三棱　莪术　香附　红豆　砂仁
苍术　车前子　木通　山楂　大腹皮　萆薢　姜皮

水煎，空心服，渣并。

经来泄泻论三十一

经动之时，五更泄泻，如乳儿屎，此乃肾虚不闭①。治脾用理中汤，五七帖立安。

理中汤

人参　白术　五味子　干姜　甘草

姜三片，煎，空心服。

---

① 闭：原作"必"，据文义改。

经前经后痢疾^①论三十二

月水将临，伤食椒、姜、鸡，热毒攻五脏，变作痢疾，诸药无效。只用甘连汤，二三帖即愈。

甘连汤

甘草　黄连　干姜

煎，不拘时服，渣并。

---

① 痢疾：原作"痢症"，据文义及下文改。

经来大小便俱出三十三

此症名曰蹉经，因食热物过多，积久而成。宜用分利五苓散，解其热毒，顺其阴阳，随即安矣。

分利五苓散

阿胶　猪苓　泽泻　白术　赤芍　川归　川芎

上水一盅，煎八分。空心服，渣并。

经来常咳嗽论三十四

此症咽中血嗽，乃肺燥金枯。急用茯苓补心汤，退其咳，再服鸡苏丸以除其根。

鸡苏丸

萝卜子一升　贝母四两

为末，蜜丸。空心，白汤五十丸。

茯苓补心汤

川芎　川归　白芍　生地　人参　苏叶　前胡　桑白皮　白茯苓　甘草　半夏　桔梗　枳实　陈皮　干葛

姜三片，水一盅，煎七分。空心服，并渣。

经阻腹大如鼓三十五

　　月水不来二三个月，腹大如鼓，人皆以为有孕。一日不觉崩来血多，其血包有物，如虾蟆子，昏迷不知人事。体盛者，急投十全大补汤，数帖而愈；体弱形瘦者，死也_{方见第十五}。

经来小便出白虫三十六

经来血内有白虫如鸡肠，满肚疼痛。此症只宜推虫，大便来，无事。宜用追虫丸通虫于大便出可也，后用建中汤补之。

追虫丸

麝香　续随子　槟榔　牵牛　甘遂　芫花　大黄　大戟

上为末，面糊为丸，如龙眼核大。每一丸，酒下。

建中散

黄芪　肉桂　白芍　甘草

为细末，白汤调下三四钱。

经来潮热旬日不思饮食论三十七

经来胃气不开，不思饮食。此症开胃为先，不须别药，只用鸭血酒，立安。

鸭血酒

将白鸭取血，调酒饮之为妙。

女子经闭三十八

室女月水初出血海，不识保养，浆衣服用冷水，洗之冰了手足，血见冷则凝，不出血海，面色青黄，遍身浮肿，人多作水肿治之不效。宜用通经丸通其血，其肿自消。

通经丸

三棱　莪术　川归　赤芍　川芎　穿山甲　刘寄奴芫花

上共为末，早米糊为丸，酒下。

血山崩论三十九

　　此症宜用十灰丸。若有久崩者则虚也，宜用鸡子汤；若小腹痛，用加味四物汤方见第八。

十灰丸初起用

阿胶　侧柏叶　棕艾　绵绢　百草霜　胎发　苎根白茅花根

　　上烧灰存性，为末，白汤调下。

鸡子汤

鸡内有子　葱三根　姜一两

　　共擂烂如泥，麻油锅内同炒，酒淬，去渣服。

经来吐蛔虫四十

经来寒热，四肢厥冷，大汗，呕吐蛔虫，痰气紧满，百死无生，无药可治。

胎前恶阻四十一

胎前吐逆，不思饮食，腹中作痛，此乃胎气不和，因而恶阻。宜用和气散去丁香、木香，一帖而安。

和气散

陈皮　桔梗　丁香　厚朴　砂仁　木香　苍术　小茴益智　藿香　甘草

水煎服。

胎前潮热气痛四十二

此乃因受热毒，宜五苓散去桂，二三帖而安。
五苓散
猪苓　泽泻　茯苓　白术　桂
煎，温服。

胎前寒热四十三

胎前发疟疾，小腹作痛，口燥、咽干，乃受热也。多更伤生冷，阴阳不分。宜草果饮，立效。

草果饮

青皮　草果　甘草　柴胡　黄芩

煎，空心服。

孩儿攻心四十四

　　胎前孩儿攻心，不知人事。此乃过食椒、姜、鸡，热毒积在胎中，胜如六月人盖絮被，受热难过，手足乱动，攻上心，胞母不得安也。宜用和中调气散，同胜红丸，通利二三行，母子俱安。

和中调气散①

　　大黄　槟榔　枳壳　石膏　黄芩　知母　黄连　柴胡黄柏

　　上水煎，空心服，渣并。

胜红丸

　　江子②十粒，去油　百草霜一钱

　　为末，早米饭丸，葱汤下七丸。

---

　　①　和中调气散：原为"调中和气散"，据上文改。
　　②　江子：又作"刚子"，即巴豆。见明代《本草纲目》木部第三十五卷"巴豆"。

胎前气紧不得卧四十五

此因过食生冷，兼有风寒中胃，肺中生痰、气紧，宜紫苏安胎散。

紫苏安胎散

苏叶　桔梗　枳实　大腹皮　贝母　知母　川归　五味子　甘草　石膏　桑白皮

水煎服。

胎前咳嗽四十六

　　此因母食生冷，又食椒、姜，冲伤胎气，胃火胜，方作此疾。宜用五虎汤，嗽止人安。

五虎汤

　　杏仁　苏子　麻黄　陈皮　知母　石膏　五味子　桔梗　枳实　甘草

　　上水煎温服，渣并。

胎前衄血四十七

胎前衄血，常从口鼻中来，此是母伤热物，血热则乱行，冲伤胞络，只用凉胎之法，不可用四物汤。宜用衄血丸，有功。

衄血丸

丹皮　黄芩　蒲黄　白芍　侧柏叶

上共为末，早米糊为丸。空心，白汤下百丸。

胎前泄痢四十八

　　此因母伤椒、姜、鸡，热毒入脾，大肠火燥变成痢也。初起一二日，用甘连汤_{方见前第三十二}，一二帖立安。如泄日久，妊妇形瘦，精神短少者，产后母子两亡，不能治也。

胎前漏红四十九

有孕，红来如行经，应期每一月一至者，此是漏也。宜小乌金丸。

小乌金丸

海金砂　僵蚕　侧柏叶　防风　苍术　小茴　百草霜　川归　川芎　厚朴

上为末，早米糊丸。白汤下百丸。

胎前赤带五十

　　胎前漏，赤带来如猪肝水，日夜不止，其妇精神欠缺，急服侧柏丸。
　　侧柏丸
　　侧柏叶四两　黄芩四两
　　共为末，蜜丸，白汤下百丸。

胎前白带五十一

此乃胎家虚。先用梨豆花炒酒服，后用闭白丸。

闭白丸

龙骨　螵蛸　牡蛎　赤石脂

上为末，旱米糊丸。酒吞百丸。

胎前气紧咳嗽动红五十二

　　胎前气紧动红，夜多咳嗽不止，其经每月应期而来，日午心热，气紧咳嗽，人皆作劳症，治之不效。先用逍遥散以退热，后用紫菀汤止嗽而安。

　　逍遥散、紫菀汤方皆见第四。

胎前动红五十三

　　此因失跌动伤，恶血破来如水流不止。急用胶艾汤以止其血，次用安胎散护其胎元_{胶艾汤方见第二十六。}

安胎散

　　形盛者，三五日间宜服；弱者、久者不治。

　　阿胶　人参　白茯　小茴　八角茴　川归　川芎　甘草　生地

　　上水煎，空心服，渣并。

胎前小便不通五十四

此症名为转胎。医用车前八珍散不效，宜八味丸，空心服之。

八味丸

附子　山茱萸　泽泻　丹皮　熟地　山药　肉桂　甘草

上共为细末，蜜丸梧子大。空心，白汤送下五十丸。

胎前大便不通五十五

此乃大肠经热，胎气闭塞，切不可用芒硝，此药大能动胎，只可大黄汤服之。

大黄汤

枳壳　大黄

水煎温服，渣并。

胎前半产五十六

　　有孕三月或五月、七月而小产，若不调治，恐再孕复然。须服益母草丸，自有奇效。
　　益母丸
　　益母一斤，研末　　川归四两
　　上为末，蜜丸，小弹子大。空心，白汤下三丸。

胎前怔忡五十七

有孕常心中恍惚，遍身热烦，乃妇人血衰，受孕不过所致。宜用朱砂汤，立效。

朱砂汤

猪心一个，水一盅，煮汤，调朱砂一钱，引之。

胎前浮肿五十八

此乃血气俱衰而致，切忌通泄之药，恐伤胎也。宜大腹皮汤。

大腹皮汤

大腹皮　五加皮　青皮　陈皮　姜皮

水煎，空心服。

胎前阴门肿五十九

此乃胎气不能游动所致，只宜安胎顺气散数帖。

安胎顺气散

诃子制

水一盅，煎七分，温服，渣并。

胎前遍身痠①懒六十

其症面色黄青，饮食不思，精神困倦，形容憔悴，只因血少不养胎元所致。宜四物汤方见第十九。

---

① 痠（suān 酸）：酸痛。

胎前下血六十一

胎前下血、动胎，看其形盛者，三五日间急投安胎散；若形瘦弱者，冷汗大出，面色如灰，四肢无力，此乃日久病也，因此形色失去，不必治矣，死之无疑安胎散方见第五十三。

胎前脚痛六十二

此乃下元气血虚弱，亦兼风邪，可用生血行气之剂。宜乌药顺气散_{方见第二十二}，数帖效。

胎前中风六十三

其症牙关紧闭，痰气壅满，不知人事。因母食生冷，兼在风中坐卧所致。先用黄蜡丸搽上牙关，方可进排风汤一二帖。

黄蜡膏

枯矾二钱　麻油　黄蜡

共镕化，调搽牙上。

排风汤

麻黄　白术　防风　白鲜皮　甘草　杏仁　川芎　川归　白茯　独活

枣一枚，姜三片，水煎热服。

胎前瘫痪六十四

　　其症手足不能动，乃胃中有痰，秘住气血而致。宜用乌药顺气散方见第二十二，取汗大效。

胎前腰痛六十五

此乃血气荫胎不能养肾，故肾水枯，以致腰痛难忍。
宜猪肾丸。

猪肾丸

猪腰子一个　青盐二钱

晒干为末，蜜丸。空心，酒下五十丸。

胎前头痛六十六

此因风寒入脑，阳气衰也，当投芎芷汤，一二帖即安。原有头风者，不效。

芎芷汤

菊花　甘草　白芷　石膏　白芍　白茯　藁本

上姜三片，水煎服。若不效，加细辛。

胎前泄泻六十七

胎前泄泻症有四治：春用胃苓汤；夏用三和汤；秋用藿香正气散；冬用理中汤理中汤方见第三十一。

藿香正气散

藿香二钱　紫苏　陈皮　厚朴　半夏　白术　茯苓　桔梗　大腹皮　白芷　甘草各一钱

姜枣，水煎服。

胎前心痛六十八

胎前心痛不可忍，亦是胎气不顺，只宜顺气手拈散主之。

手拈散

草果　玄胡　五灵脂　没药

酒煎服，渣并。

又方验

乌梅一个　红枣二个　杏仁七个，去皮尖核

三味同捣成膏服。

胎前昏迷六十九

胎前昏迷忽然倒地，乃血去养胎，母欠精神，承孩儿不住，目花头晕。此症无药方，只用食补为上。

胎前大便虚急七十

　　此症因脾土燥，大肠经涩，只宜理脾通大肠，不可用硝黄峻剂，只用一枳汤，立安。

一枳汤

枳实二两

水一盅，煎，不拘时服，渣并。

胎前遍身瘙痒七十一

胎前遍身瘙痒，出风疹①，此皮中有风，不可服药。宜用樟脑调烧酒，遍身搽之即愈。

---

① 风疹：原作"风痹"，据文义改。

胎前阴门痒七十二

有孕房事不节，阳精留蓄，因而作痒。宜川椒白芷散，二帖，更①洗之。

川椒白芷散

川椒　白芷

用水煎服，更以药水洗之。

---

① 更：连续。

胎前乳肿七十三

胎前两乳肿，生寒作热，名为内吹乳痈①。皂角散酒下，时刻痛止。

皂角散

用皂角一条，烧灰酒下，立消。

---

① 乳痈：原作"乳用"，据文义改。

胎前咽痛七十四

　　此症乃伤寒攻上咽中，胃有痰涎。宜攻寒化痰为先，用升麻桔梗汤，一二帖立安。
　　升麻桔梗汤
　　防风　升麻　桔梗　甘草
　　加玄参。水煎服，渣并。

胎前消渴七十五

　　此乃血少，三焦火胜而然。宜四物汤加生地八分，黄柏五分，麦冬三分；或用六味地黄丸，亦效四物汤方见第十九。

胎前耳鸣七十六

此乃肾虚，宜猪肾丸_{方见第六十五}，空心酒下，七日立安。

胎前不降生七十七

临产先有水，水干孩儿不下，可用益母散生其水，水泛船行，孩儿方生。若不生，水闭者死。

益母散

麝香　白芷　肉桂　益母草　川芎　川归　活石①

水煎，温服。

秘传难产方

用墙上或高处蛇退壳中腰头向下者，瓦焙干为末，每一钱加麝香二分，将乳调膏药贴脐上，即生。产毕即去药，不可久贴。

① 活石：即滑石。"活"为"滑"之方言。

死胎不下七十八

妊母面青，口舌黑，指甲青，此子死也。当用斩烂散，打下死胎，急救其母。若面不青黑，指甲红色，其子犹生，不可轻用此药也。

斩烂散

肉桂　白芷　活石　斑蝥

煎服。连渣散服亦可。

胎前潮热不退七十九

　　胎前大渴不退，腹中作痛，孩儿十月满足，潮热①无事；若七八个月潮热，母子两亡，不治。

---

　　①　潮热：原作"潮下"，据文义改。

产后血气痛八十

产后余血未尽，腹中疼痛，遍身潮热，此恶露在腹，故也。当去余血，热自通矣。宜用红花当归散方见第六。

产后血尽作疼八十一

　　此乃腹中虚疼，若有潮热亦是虚潮，不可认作恶露未尽。宜用四物汤加小茴、乌药、乳香、没药、五灵脂、玄胡索。

胎衣不下八十二

　　此症当审其妇，如胎衣在胸膈，难治，其妇必死；若衣在小腹下，可治，用破灵丹，一帖即下。

破灵丹

红花一两　苏木五钱

用生酒煎服。

产后恶寒发热八十三

此症内伤外感，宜五积散方见第二十三，去麻黄，加草果、黄芩、柴胡，二帖愈。

产后咳嗽八十四

产后风寒伤肺，变为咳嗽，投小青龙汤即愈。
小青龙汤
甘草　干姜　五味　杏仁　半夏
姜三片，水煎，温服。

产后子宫突出八十五

用鲤鱼头烧灰，调清油搽之。

产后假疽突出八十六

先用连翘散，后用黄蜡膏贴之_{方见第六十三}。

产后一月后恶血重来八十七

　　此症如流水不止，昏迷倒地，不知人事，此乃未满一月，夫妇交媾，房事摇动骨节，血不归路以故。血崩不止，急用金狗散方见第七。

产后气紧八十八

产后泄泻，气紧不止，大烦、大热，口渴不止，此症内虚外热，必死。

产后舌黑八十九

产后舌黑如尘，口干绝无津液，此肾经欲绝，亦是死症。

产后谵语九十

产后泄过，谵言乱语，此恶血攻心，上盛下虚，亦是死症。

产后吊阴九十一方论见十七①

产后浮肿九十二方论见第三十

产后崩下血珠九十三

产后遍身疼痛九十四方论见第二十二

产后崩下牛膜九十五方论见第十四

产后恶血不止九十六方论见第七

产后吐蛔虫九十七方论见第四十，不治之症

产后中风九十八方论见第六十三

产后乳肿九十九方论见第七十三

产后心痛一百方论见第六十八

产后腰痛一百一方论见第六十五

产后咽痛一百二方论见第七十四

产后头痛一百三方论见第六十六

---

① 产后吊阴九十一方论见十七：此下各标题后均无正文，提示需参考相关内容。

调经安胎赤白带各方

调经煎药方

妇人之病，多是月候愆期，或前、或后、或多、或少，小腹急痛，每至经脉行时，头眩，饮食减少，气满，崩漏不止，腰腿痛肿，赤白带下，并宜服之。

川芎七分。血药中用之，能助气化流行，以养心血，取其辛温能行血药之滞也　当归一钱。大能和血补血，诸血症皆全用之　白芍八分。治血虚腹痛之剂也，主收敛。腹中寒痛，酒浸炒用　生地一钱。能凉血，咳血或衄血、吐血，凝滞瘀血，崩中血不止，胎动下血，大腹结燥，大便不润者，皆当用之　香附八分。气重味轻而辛散，妇人之圣药也。盖妇人心性偏执，每多郁滞，所谓多气少血，此也。此药能疏气散郁，用之则心血生而百体和矣。童便浸洗，炒　益母草一钱。取其活血养血也　牡丹皮八分。治肠胃积血，除结气，破瘀血，吐血、衄血之圣药，及无汗骨蒸。意者其能养真血而去坏血，固真气而行结气耳　白茯苓八分。润其肺，生津补脾，虽曰①淡渗，而其味尚甘，其于阴虚者亦无害　五灵脂八分。治心腹胁肋恶血，脚膝痛不可忍者，炒令烟尽为末　甘草三分。能和药性，如或脾胃气有余，心下满及肿胀者，恐泥膈②而不思饮食，如下焦腰腹、足膝痛，恐缓药力而少效，皆不用之

每剂水二盅，生姜三片，枣一枚，煎八分。空心温服。

加减法：经水不及期先来者，血热也，加酒炒黄连七

① 曰：原作"白"，据文义改，
② 泥膈：这里指胶滞脾胃气机。

分；过期紫黑有块，亦血热也，更加黄连；过期而行者，血寒也，加煨干姜、肉桂各三分；临期正行作痛，加玄胡八分，青皮五分；经来水过多，加黄芩一钱炒，炒蒲黄八分；经行或断续不来，积块刺痛，加红花、苏木、桃仁各五分；经来病饮食少思，加白术八分，陈皮、砂仁各五分；肥人痰多，赤白带下，加南星、苍术各八分；气虚血弱，四肢虚软，面色枯槁，加人参、黄芪各五分。

如经期超前，宜用凉药以清热；退后为虚，宜用温药以补虚。当分为二审而用之，虚者但服养血益血、补养脾胃诸药，而血自行矣。

主方退后为虚，宜温剂，此主方也。

白芍一钱，酒炒。泻脾经之火，伐肝木　当归一钱，酒洗。能补女人诸血不足　白术一钱，陈壁土炒。大能除湿而健脾胃，与当归、白芍同用则补脾而清脾家湿热，能消虚痰也　半夏七分，姜汤泡。性燥而能除湿痰，故脾胃得之而能健也　白茯苓八分，去皮。渗利治痰嗽，去胞中之火　甘草三分，炙。除烦热、肌热之圣药　人参七分。入肺经，助肺气而通经活血，乃气中之血药也　阿胶一钱，蛤粉炒成珠。保肺养肝血，补血虚，止嗽，血症皆用之　五味子三分。酸苦而微带辛，能入肺肾，以收敛肺气而滋肾水，其止咳嗽，盖气收肺气之力；除烦热，生津止渴，补虚劳，滋肾水之功也　柴胡八分，去芦。泻肝胆之火在脏　川椒三分，炒。补暖下焦

每剂水二盅，姜三片煎。食前稍热服。

加减：五心烦热，日晡潮热，加黄连五分；不思饮食，加神曲、麦芽各五分，炒用；头痛，加川芎七分。

通经散

治妇人月经不通，或积瘀血，时常作腹痛，攻刺小

腹，坚硬有块及室女月经不通，此药通利之。

刘寄奴二两　当归尾一两　辰砂三钱，另炒　赤芍一两　红花一两　穿山甲一两，炒　玄胡索一两　莪术一两，醋炒　官桂三钱　乌药一两　牡丹皮一两，酒洗　川牛膝一两，酒洗，去芦　三棱一两，醋炒

共为细末，每服二钱，空心，热酒调下。如不吃酒，薄荷汤和送下亦可。

此方善能通经，用之于血滞者可矣。若畏而不服，养病自遗患也，然多服亦未见有误。

养荣丸

瘦怯妇人不能孕育者，以子宫血少也，可用养荣丸以补妇人阴血不足，养血滋阴，服之血足，自然易孕。

川芎二两　归身二两　白芍二两，酒炒　怀熟地四两，酒蒸　山茱萸肉二两　山药二两，炒　泽泻一两五钱　知母二两，炒　牡丹皮二两，酒洗　黄柏四两，酒炒褐色　白茯苓二两

共为细末，炼蜜丸梧子大。每服八十丸，空心盐汤下，冬月用温酒送下。

加味调经丸

血热经水先期，气旺痰火者，服此药易孕。

香附子五斤，分作五份：一份用盐水浸；一份童便浸；一份醋浸；一份无灰酒浸；一份米泔水浸。共浸法：春浸三日；夏浸二日；秋浸五日；冬浸七日。仍用原汁煮，不可犯铁器，晒干用葱五斤，取白切细，拌香附焙干，以葱黄香为度　川芎　橘红　柴胡各二两　当归酒洗　白芍　生地各四两　黄连　黄芩各三两　青皮一两五钱　白芷二两五钱　荆芥五两　活石五两，水飞过

上为细末，醋面打糊为丸梧子大。每服八十丸，空心滚白汤下。

乌鸡丸

治妇人羸弱，血虚有热，经水不调，赤白带下等症。女科切要之药，服之多子。医家不审气血冷热，妄投胶、艾、姜、桂香燥之药，令人有子。殊不知积湿成热，服者无不被祸，纵受孕而堕者多矣。然世俗既用济阴暖宫聚宝丹、艾附等丸以为的当，前药品乃湿热之药，助火消阴之剂，必致误人耳，故参[①]出此方，怀孕时自宜斟酌。若素有堕胎之患，亦宜禁忌恼怒及姜、蒜热物之类亦宜戒之。此药性平和，滋养气血，安胎保全月事。

白毛乌骨公鸡一只，要肥重者，闭死去毛，肠净。用好酒和水与鸡放在罐中，浸没鸡二寸许，文武火煮干，去骨捣烂作饼，瓦上焙干为末　香附子六两，用米泔、好酒同浸。春秋浸三日，夏浸二日，冬浸四日，取出焙干　熟地三两　生地二两　当归三两　川芎二两　白芍二两，酒炒　人参　白术　黄芪　白茯苓　川续断　砂仁　杜仲姜汁炒，去丝[②]　鹿角胶各二两　川牛膝一两五钱，去芦，酒浸　肥知母三两，酒炒

上共为细末，再用山药八两为末，酒打糊为丸，将鹿角胶用酒镕化，入药同捣，梧子大。每服六十丸，渐加至八九十丸。早晨温酒送下，或米汤亦可。忌煎、炒、辛、辣之物及苋菜。

---

① 参：探究，领悟。
② 丝：原作"系"，据文义改。

求嗣经验育胎丸

紫河车一具，要初生男胎连带者佳，以米泔水洗净，新瓦上焙干为末　丹雄鸡肾八副味甘温，无毒，暖妇人血海，须赤毛童鸡为佳，煮熟取肾干　益母草一斤，取极细末三两。味辛，气温。调经水，产前后诸疾①，活血养血　莲子二两，去皮，心净。主补五脏，益元气，安精神，开心养血脉　怀熟地六钱。主治女子伤中胞漏。补五脏血气不足，通血脉，益气力　白茯苓三钱，去皮。主开胸膈，调脏气，养心血，保神守中　山茱萸三钱，去核。主温中下气，强益精，安五脏，通九窍，暖腰膝

共为极细末，用壬子日修合炼蜜丸如龙眼大。待经事尽，空心服二丸，用腊酒化下，连服三日，又候经尽如前，服之以受孕。见效为度，有孕不可服，忌煎、炒、椒、姜、葱辛物。此药平气血、补暖子宫血海之功极大，故易孕也。

崩漏论

妇人崩漏失血过多，由气血俱虚，损子宫血海也。血气之行，外循经络，内荣脏腑，重则为崩，轻则为漏，而冲任之气虚不能约制其经血，故脾不能统血，肝不能藏血，忽然血崩暴下，此等证候皆由气血脾胃先损。能受补者可救，误用止涩寒凉之剂，复伤脾胃生气，使血反不归经矣。

人参一钱　白术一钱　小蓟一钱　当归头一钱　侧柏叶炒　川芎七分　生地黄一钱　白茯苓八分　炙甘草五分

---

① 诸疾：原作"谈痰"，据文义改。

水二盅煎，食远服。

加减：血晕加荆芥六分，炒，泽兰叶六分；虚汗加黄芪蜜炙一钱，酸枣仁去壳炒，二分；崩中日久，白带不止，加龙骨、牡蛎火煅各一钱，研细用丝绵裹入药同煎；血来多不止，加黑土、棕刷，烧灰存性，绵灰各三分，盖血遇黑则止也；经血得热崩漏不止，口苦咽干，小便短少，大便燥结，加黄连、黄芩、山栀各五分，俱酒炒，血多紫黑如泥，凝块者，亦当用之。

赤白带论

此症荣卫滞气之所成也。赤者属荣，白者属卫，乃病之常然，其症皆因喜怒忧思，素有湿热伤于荣卫、胞络，使浊气渗入膀胱，故流带下，轻则来而不来；重则来而无度，使腰腿酸疼、饮食减常、精神短少。法当清上实下，清浊自分，理脾养气，湿热自解。更能薄滋味，然后温补下元，则带症自痊矣。

川芎　当归酒洗　白芍酒洗　生地酒洗　白术　莲子去心，各一钱　炙甘草五分　白扁豆花炒，七分　白鸡冠花子炒，一钱

上水二盅，煎一盅，食远微热服。

加减：或加葵花五朵更效，即一丈红花也，白者治白带，红者治赤带；瘦人多热，加黄柏、黄连、香附各五分；肥人多是湿痰，加苍术、天南星、半夏各六分，椿根皮一钱；久下加熟地黄一钱，山茱萸肉八分；气虚加人参、黄芪各七分；赤带加酒炒黄芩一钱，荆芥六分；腹痛加煨干姜三分。

安胎论

治妇人血气两虚，怀孕无所荣养，故四肢无力，饭食不思，或平昔素有堕胎之患，盖养胎者，血也；护胎者，气也。安胎保孕者，宜清热也。怀孕如钟悬梁上，上软则钟堕矣，故安胎者，必补气血、固中气为主，又能养性情、戒暴怒，则无堕胎之患矣。

人参五分　黄芩七分　白芍六分　白术一钱　甘草炙，三分　阿胶一钱，蛤粉炒成珠　熟地一钱　川芎五分　当归头七分　黄芪七分　杜仲六分，去粗皮，炒去丝。用止腹痛

上用水二盅，煎一盅，食远微热服。月月数帖服之为妙，或加艾叶。

加减：腹痛加砂仁五分，取其止痛行气也；忧怒郁结者，加紫苏、香附各五分，取其和胎气也。

金匮当归丸

孕妇宜常服之。

川芎　当归　白芍　黄芩各四两　白术　阿胶　人参各二两　砂仁一两

共为末，面打糊为丸梧子大。每服六十丸，空心，滚清米汤送下。

此方养血清热之药也。瘦人血少有热，胎动不安，素有半产者，宜预服之，以清其源而后无患矣。妇人有妊则碍脾运化而湿，湿而生热，古人用白术、黄芩为安胎之圣药，盖白术补脾燥湿，黄芩清热也。况胎妊赖血气以养，此方加川芎、当归、白芍、阿胶以补血，再加人参、砂仁

以安胎、顺气，止腹痛，尤为佳也。服此方之后，允①为易产，所生男女兼无胎毒，痘疹稀少，屡试屡验，屡服屡效。

催生益母丸

催生易产之神效者。

益母草方梗、花红紫者佳，五月五日采，其茎阴干不可见日，忌铁器。磨细末，用八两　车前子一两。催生　冬葵子五钱　枳壳五钱。取其宽气活胎　川牛膝五钱，酒洗。通经络也

共为末，炼蜜丸如弹子大。每服一丸，临产时以童便、温酒化开送下。如不吃酒，用滚白米汤亦可。

若体虚气不顺，腰腹阵痛，血先行太多，欲产未产者，加川芎二钱，当归三钱，生地二钱，水一大盅煎，磨木香三分，入药同服；虚晕，加人参一钱；夏月热产，加滑石一钱五分研细，用甘草三分；冬月冻产，加官桂三四分亦可。

产后用药方

产后宜将息，补气血，调理脾胃，美进饮食，则脏腑易于平复，气血自然调和而无他患矣。

人参七分　白术炒，一钱　陈皮五分　藿香三分　砂仁五分白茯苓八分　甘草炙，三分　黄芪八分　川芎一钱五分　当归二钱

上姜三片，枣一枚，水二盅，煎八分。食远微热服。

① 允：确实。

加减：产后七日内，加山楂五分，益母草八分；二十日后，加酒炒白芍八分，熟地七分；当时调理，去藿香、砂仁，加香附七分，莲肉十枚去心炒。

虚损补中丸

治妇人胎前、胎产、崩漏、虚损诸疾。

川芎　当归去芦，酒洗　白芍酒洗　人参去芦　绵黄芪蜜炙，去尾不用　广陈皮各一两　熟地酒蒸　白术米泔水浸　鹿角胶各一两五钱　砂仁五钱，炒

上为末，炼蜜丸梧子大。每服八十丸，空心，白滚汤下。

熬鹿角胶法：用鹿角劈碎，米泔水浸四五宿，用清水洗净，以新罐盛之，罐内水满为度，投入罐中，放在锅内以水煮之，将罐包裹，用桑柴火连罐煮七日七夜，滤胶霜，将汁煅成膏用之。煮时锅水若干，只将热水添入，勿用冷水。取膏同前药用之，最助元气，大补阴血。

安胎饮

胎前宜清热养血。

归身　砂仁　陈皮　白芍　熟地各一钱　条芩一钱五分　白术二钱　川芎八分　紫苏二分　艾叶二分　甘草四分

用水煎服。

加减：下血不止，加蒲黄、阿胶各一钱；腹痛加香附、枳壳各一钱；腰痛，加杜仲、续断；如胎漏，去陈皮、甘草，加香附亦妙，盖此症属气血虚热也。

丹溪安胎丸

白术二两　沉水黄芩二两

为末，粥丸梧子大。空心服。

如虚，加人参、黄芪；郁，加香附；火郁，加栀子；腰痛，加杜仲。八九月后，宜服速生散。

丹参散

凡经水不调，或前、或后、或多、或少，产前胎不安，产后恶露不止，并皆治之，兼冷热劳倦、腰脊骨节烦痛。

丹参不拘多少，去芦

为细末，每服二钱，酒调下。

凡汤药中调经、产前、产后皆可加用之，极效。

金匮丸

治妇人之圣药。

香附一斤，童便、酒、醋、盐水各制四两　生地八两，酒浸洗，加益智仁二两同酒炒，去智仁不用　茯苓四两，去皮　砂仁二两，炒，去衣　白芍四两，火煨　当归四两，童便制　白术六两，米泔水浸，洗净四两　白薇六两，水洗，去芦，净四两　人参二两　黄芩酒浸，洗净，四两　木香六钱　川续断六两，酒洗，用五倍子炒　阿胶四两，蛤粉炒成珠　没药六钱，箬皮①焙去油

上依法研②极细末，用山药十二两捣碎，用清水打糊为丸梧子大。每日空心用滚白水下五十丸。此药大能调经，除百病，神效，女科之圣药也。

---

① 箬（ruò 若）皮：即笋皮。见明代《本草纲目》菜部第二十七卷"竹笋"。

② 研：原作"依"，据文义改。

试验产后生化论

　　凡产后气血暴虚，理当大补，但恶露未尽，用补须知无滞，血能化又能生，攻块无损元气，行中又带补养，方处万全，治无一失。世以四物汤理产，误人多矣，因地黄性寒滞血，芍药酸寒无补故也。一产后恶露有块作痛，名曰儿枕，世多专先消散，然后议补，又有消补混方。殊不知旧血须当消化，新血亦当生养，若专主攻旧，而新亦不宁矣。世以济坤丹，又名回生丹治产，用以攻血块，下胞落胎，虽速效，其元气未免亏损，慎毋视为良剂，或不得已而用以下胞、下胎，只可一丸，决不可多服。

　　生化汤，因药性功用而立名也，盖产后血块当消，新血宜生，若专消则新血不宁，专生则旧血亦反滞矣。考诸药性，惟芎、归、桃仁三品药性善破旧血，骤生新血，佐以炙黑干姜、甘草引三品入于肺、肝，生血利气。五味共方，则行中有补，化中有生，实产后圣方，因名生化汤。凡病起于血气之衰，脾胃之虚，而产后血气脾胃之虚衰尤甚，是以丹溪先生论产后必当以大补血气为先，虽有他症，以末治之。此三言者已尽医产之大旨，若能扩充立方用药，则治产可以无大过矣。夫产后忧惊劳倦，血气暴虚诸症，乘虚易袭，如有气毋专耗散，有食毋专消导；热不可用芩、连，寒不可用桂、附，寒则血块停滞，热则新血流崩。至若中虚外感，见三阳表症之多，似可汗也，在产后而用麻黄则重竭其阳；见三阴里症之多，似宜下也，在产后而用承气则重亡其血。耳聋、胁痛，乃肾虚恶露之停，休用柴胡；谵语汗出，乃元弱似邪之症，毋同胃实。厥由阳气之衰，难分寒热，非大补不能回阳而起弱；痓①因阴血之亏，毋论刚柔，非滋荣不能舒筋而活络。又如乍寒乍热发作有期，症类疟也，若以疟治，迁延难愈；神不守舍，言语无伦，病似邪也，若以邪论，危亡可待，去血多而大便燥结，苁蓉加于生化，非润肠承气之能通；汗多而小便短涩，六君倍用参、芪，必生津助液之可利；加参生化频服，救产后之厄，长生活命，屡用苏绝谷之人；癫疝②脱肛，多是气虚下陷，须补中益气之方；口禁拳挛，乃因血燥类风，用加参生化之汤；若产户入风而痛甚，服用羌独养荣方；玉门伤冷而不闭，洗须床、兔、萸、硫黄；怔忡、惊悸，生化汤加远志；似邪恍惚，安神丸助归脾；因气而满闷虚烦，生化汤加木香为佐；因食而嗳③酸、恶食，六君子加神、麦为良。苏木、棱、蓬大能破血；青皮、枳实最消满胀，一应耗气破血之剂，汗吐宣下之策，只可施于少壮，岂宜用于胎产？大抵新产之后，先问恶露何如，块痛未除，未可遽加芪、术。腹中痛止，补中益气无疑；至若阳亡大热，血崩、厥晕，速煎生化原方乃救急也。王太仆④云：治下补下，制以急缓，缓⑤则滋道路而又力微；制急方而气味薄，则力与微同。故治产当遵丹溪而固

---

① 痓：即痉病。
② 癫（tuí 颓）疝：阴囊肿大、阴挺、阴疝类的阴部病。
③ 嗳：原作"爱"，据文义改。
④ 王太仆：唐代医家王冰，因曾任太仆令而称。
⑤ 缓：原脱，据文义补。

本服药，法宜效太仆以加频。凡负生死之寄，术虽着意以救危，欲俯仰之无愧，用存心于爱物，此虽未尽产症之详，然所开一症，皆缘近乡治验为据，亦未必无小补云耳。

凡产后血块，乃孕成余血之所积也。盖妇人血旺气衰，二七而天癸至，三旬一见，以像月盈则亏也，行之有恒，名之曰经。有孕则经不行，其余血注于胞中，以护胎元，然一月名胎胚①，二月名胎膏，三月后始成形而名胎，方受母血之荫庇。胎形尚小，食母血尚有余，计前二月并积于胞，月久成块，至产随儿当下。多有产妇送儿送胞，劳倦无力，或调护复欠温暖，致块痛，日久方散，慎勿轻用攻血峻剂，勿多饮姜、椒、艾、酒，若过伤大热，新血未免损失多矣。

一治法，产后须频服生化汤几帖，以助血兼行，外用热衣暖腹。

凡治血块诸症时，俗之偏治血块，有用生地、红花以行之，苏木、牛膝以攻之；治气胀有用乌药、香附以顺之，枳壳、厚朴以舒之，甚有用青皮、枳实、苏子以下气定喘；用芩、连、栀、柏以除热退烦。至若血枯大便结实，反用承气下之而愈结；汗多，小便短涩，反用五苓通之而愈闭，其用偏门，罔知固本。又有见山楂能消血块，弱人频服二三次者，必死无疑矣。

生化汤

有孕至七八个月，照方预制二三帖，至胞衣一破，速

---

① 胚：原作"胚"，据文义改。

煎一帖，候儿下地即服，不问正产半产，虽少壮产妇平安无恙，俱宜服二帖以消血块，生养新血。

当归八钱，酒洗　川芎四钱　干姜五分，炙黑存性　桃仁十粒，去皮尖　甘草炙，五分

上用水二盅，煎七分，加酒六七茶匙，稍热服，渣留与后帖渣共煎，二帖共三煎。

要在一二时辰之内，未进饮食之先，相继煎服。因下焦恶露，宜多频服，则速化而骤长新血，自免晕症。其胎前素弱及产后劳倦，又当再制二帖煎服，以防昏倦，且产妇服一帖渐增精神几分，不可厌药之频也。若照常症今日服一帖，明日服一帖，岂能扶救将绝之气血也。若虚人见危症及热症、堕胎，或劳甚，身热、头痛，服药四五帖，须稍安，未除血痛，又当再制服之。

加参生化汤

治产后诸危急症，可通用一日一夜，必须频服三四帖。若照常症，今日一帖，明日一帖，岂能接补将绝之气血，救危急之症哉？

当归三钱　川芎二钱　干姜四分，炙黑存性　甘草五分，炙桃仁十粒，去皮尖　人参一钱

若虚脱厥危症，汗多，加参至三四钱之数，用枣水煎服。

加减：脉脱、形色脱将绝症，必服此方频灌救之，加人参四五钱。分娩后血晕、血崩症，如兼汗多，形色脱去，宜服此方；若无汗不脱者，只服生化本方，不必加参。分娩后血崩形色脱，宜服此方，又须频煎，必要加参

三四钱；分娩后手足冷，发厥，服此方加参三四钱；兼汗多，亦加参三四钱，麦冬一钱；左尺脉弱亦加参；若产后汗多，加参三四钱；汗多渴甚，加参三四钱，麦冬三钱；汗多气短似喘，加参三四钱；汗多痰嗽，加竹沥、姜汁、杏仁十粒；汗多嗽喘声重，加杏仁十粒，桔梗五分；无汗喘嗽气短者，加半夏一钱，杏仁十粒，桔梗五分；汗多身热气短，加参三四钱；汗不止，加黄芪一钱。

产后治症活法

凡产后三日内，血块痛，人参当缓，遇危急，加参可救。如服此方病势有生意，又当减参，再服生化原方。

凡产后七日内未曾服生化汤，血块痛未除，仍可服生化汤以消块止痛。

凡新产及三日内，服生化汤二三帖，痛块未除，仍再服几帖，自然块消痛止，新血长旺，精神复旧矣。

凡产后七日内，血块未除，未可加参、芪、白术，如用之，则痛不止。

凡产后分娩或一二日内，血块虽痛未止，其产妇气血虚脱，或晕，或汗多而厥，或形色脱去，口气渐冷，或烦渴不止，或气喘急，则又无论块痛，从权多用参芪生化汤以扶危急。

凡暑月产后，照前服生化汤以除块痛，外用热衣服暖腹，若失盖，虽服药其痛块不散。

凡产后大便或八九日，或十日以上不通，由血少肠燥故也，宜多服生化汤加麻仁以通润之。服川芎、当归至斤数，自然通矣。虚加人参二三钱，甚勿用大黄下药。

凡产后二三日内，服生化汤三四帖，块觉减，其痛可操按而定者，虚也，宜服生化汤内加参三四钱。

凡产后七日内，感伤寒冷物，血块凝结。痛甚，生化汤内加肉桂五六分，至半月、一月以上凝块者，宜四消丸及补汤或补中益气汤。

凡产后晕厥，脉脱、形脱、口冷，诸危急症，从权惟参可救。肥人有痰或暴怒卒中，生化汤加竹沥、姜汁。

产后危急十症开具于后。

一、产儿下地血晕，速服生化汤三四帖，效神即安。服一帖产妇自觉长精神，不厌进药之频矣。

二、产妇禀弱及胎前虚症，产母晕倦，速服生化汤一帖，第二帖就加人参二三钱在生化汤内，速服二三帖，以救危急。

三、产后血崩昏脱，治同二款方，毋缓。

四、产后汗濈濈①出，气短神昏，乃危症也。速服生化汤二帖，头煎后就加参二三钱在第二帖内，以救急。

五、产妇胎前泻而产后不止，晕倦，治同四款方。

六、产后身热汗出气促，咽塞不舒，乃危症也。服生化汤一帖完，又连服加参生化汤，庶可回生。

七、产后血崩昏倦，其身心温暖，挖开口连灌加参生化汤救之。如不咽，用鹅毛插入喉中灌之。

八、产后手足冷厥，或口干燥渴，乃大虚危症，须大补可回生。可服加参生化汤，渴用生脉散作茶服之。

九、产后血崩气脱，烦燥不宁，目瞑似邪，言语不正，速服生化汤。头煎后随服定志养荣汤，毋信邪惊之语。

十、产妇日久不食，服药即吐，必须独参二三钱，用姜三片，白术一大撮，水煎服以安胃气。夫胃气之所乐者

---

① 濈（jí 急）濈然：汗出的样子。

谷，日久不食，胃空，岂胜药气也？煎参用汤渐灌之，煎参宜新罐。

凡产后血崩气脱，昏乱将绝，或昏厥牙关闭，速成煎此药汤灌之。如气欲绝，药不能下喉，即将鹅毛插入喉中，用酒盏盛三四分灌之。如灌下下腹渐温暖，不拘帖数，可活。又用热手在单衣外从心揉至腹，又常用热衣服暖腹。

清神返魂汤

治产后晕绝危症。

当归四钱　川芎二钱　炙甘草五分　人参一钱　荆芥四分
干姜四分，炙过　桃仁十粒　肉桂五分

第二帖去肉桂不用。

上枣一枚，水二盅，煎七分，稍热服。

加减：汗多加人参二钱，黄芪一钱；两手脉伏或右手脉绝，加麦冬一钱，五味十五粒。如灌药得苏，其血块痛未除，当减去参、芪，仍服生化汤以除块定痛。若痛块已除，宜加参、芪；渴加麦冬；痰加竹沥，酒盏七分，姜汁一茶匙；泻加茯苓。

产妇产儿下地久不饮食，胃气闻药即呕，独用人参一二钱，水一盅，煎五分，调入锅焦末，渐渐引开胃口。若血块痛止，宜减桃仁、肉桂，此危症，一日须服二三帖，可保全产妇，不厌服频。

凡妇人胞衣不下，由产妇才送儿出，无力送衣；又有经停时久，外乘冷气，则血道凝涩而衣不下；又有产妇胎前素弱，气血枯涸而衣停。三者，速成煎生化汤大料连进二三盅，斯血旺腹和而衣自下，兼送益母丸，一法也；次进鹿角灰，二法也。后开试三方俱可用。生化汤见前。

益母草丸

用益母草即野天麻，茎叶节节开花，紫色者，端午后，小暑前，收挂当风处阴干。石杵臼捣为末，蜜丸如弹子大，临服时捻碎，盏盛汤锅内顿热，用生化汤送下一丸。

调护方

儿下而衣不下，产妇未免坐守，不可睡倒。必须先断脐带用草鞋带坠之。如寒月扶妇至床，倚人坐被，冬月用火龙被中，母腹时常以热衣暖腹，胞下后防虚，必须速服生化汤两盏，不可厌药之频。

济坤丹

下衣极效，方见于后，不可服两丸。《丹溪先生纂要》[①] 下衣用朴硝，神效，虚弱人反有害。非先生定方如此，疑门下增附耳。

如神膏

草麻子二两，去壳　雄黄二钱

二味研成膏，涂母足心，衣下速去之。

产后血晕，此危急症也，若胞衣破后，速煎生化汤一帖服之，及儿下地。连服二帖决无晕症，又当预烧秤锤[②]并硬石子通烧红，候儿下地，即投秤锤于醋瓶之中，使产妇鼻闻醋气，以防晕症。如遇晕症，按后方治之。

---

① 丹溪先生纂要：即《丹溪先生医书纂要》，明代卢和编撰，初刻于明成化甲申（1484）年。

② 锤：原作"捶"，据文义改。

加味生化汤

当归六钱　川芎三钱　桃仁十粒　炙甘草五分　荆芥四分

上水二盅，煎至七分，少加酒，稍热服，渣再煎，继服。

加减：产后劳甚，形色虚脱，服生化汤一帖，头煎后连煎一帖，加参一二钱。汗多亦加参，不脱者不须加参。

益母丸见前，就用本汤送下一丸亦好。

鹿角灰，就用本汤送下一二钱。

外法用韭菜细切，纳有嘴瓶中，将滚醋二碗冲入瓶内，速包大口，收小口于口鼻中，冲之即醒。

产后大便日久不通者，由血少肠燥，其虚弱产妇多服生化汤几帖，则血旺气顺，传化如常，自无便涩之症。切不可用硝黄等药下之，重亡阴血，便秘愈甚，致成胀满者，或至泻不能止者。若因误下或膨胀症者，多服生化汤加减治之。

助血润肠汤

治产后大便不通，若误下成膨胀症，须加肉桂、玄胡。

川芎一钱　当归四钱　桃仁十粒，去皮尖　炙甘草五分　麻仁一钱五分，炒研　陈皮四分

上水二盅，煎七分，食前稍热服。

加减：血块痛，加肉桂、玄胡各五分；气虚汗多，加人参二三钱，黄芪一钱；汗多而渴，加人参二三钱，麦冬一钱五分，五味子八粒；如大便燥结十日以上，肛门必有燥粪，用蜜枣导之。

炼蜜法

好蜜二三两，火炼滚至茶褐色，先用水湿桌，倾蜜在桌上，用手作如蜜枣样插入肛门，待欲大便取出蜜枣。

又法灌猪胆亦可导通。又法吹麻油即通。

产后发热、恶寒、头痛者，毋认为伤寒太阳症；发热头痛，乍寒乍热，或兼胁痛者，毋认为少阳症。皆由气血两虚，阴阳不和而类外感，切不可用麻黄、柴胡等汤发汗，重亡阴血。若明知虚中真感风寒，口伤冷物，服加味生化汤亦能调和荣卫，诸症自退矣。

加味生化汤

当归四钱　川芎二钱　干姜四分,炙黑　炙甘草五分　桃仁十粒,去皮尖　陈皮五分

上水二盅，枣二枚，煎七分，温服，速进二帖。若诸症未退，照后加减。

加减：明知感冒风寒，服加味生化汤二帖。若诸症未退，宜加羌活、防风各四分；如呕吐，加藿香三分，生姜三片；如汗多，加参二三钱；如气短，亦加参一二钱；如喘、汗出，亦加参一二钱；如渴、烦燥，加麦冬一钱，五味子十粒，人参可加一二钱；痰多，加橘红四分；伤肉食，加神曲一钱，砂仁、山楂各一钱；渴，加麦冬一钱三分，五味十粒；伤食，加神曲一钱；乍寒乍热，发有常度，加柴胡四分。

产后妄言、妄见者，由血气大虚，精夺神迷。轻则睡中呢喃，重则不睡亦语。又痰乘虚客于中焦，以至十二官各失其职，视听言动皆有虚妄，毋认鬼邪，妄用符水及法

救以致不救。朱丹溪云：虚病犹似邪祟也。屡治此症，服帖数多方可见效。

加味生化安神汤

治产后三日内血块未除，妄言、妄见之症。

当归四钱　川芎二钱　炙甘草五分　茯神一钱　干姜四分，炙黑　桃仁十粒，去皮尖　枣仁一钱

上加枣三枚，水二盅，煎六分，食远稍热服，服三四帖后再加减。

益荣安神汤

治产后三日外，血块不痛、妄言、妄见之症。此症极虚，服此药但见平稳，虽未见大效，候药力充足，顿除诸疾矣。曾服二十帖，多见全效。

川芎一钱五分　当归三钱　茯神一钱　炙甘草五分　人参一钱　陈皮三分，去白　酸枣仁二钱　圆眼肉八九个，去核　柏子仁一钱　竹茹二丸

照前煎服。

加减：汗多，加黄芪一钱，麻黄根二钱；若泻，加白术一钱五分；痰多，加竹沥一小酒盅，姜汁一茶匙；大便不通，加麻仁一钱五分，切不可用大黄等药①。

产后手足冷发厥者，由阴血虚，阳气亦虚，阴阳两虚，手足冷而发厥。《经》曰：阳气衰于下则为寒厥。厥气上行，满脉去形，逆气上行，满于经络，则神气浮越，去身而散也。

① 等药：此后原有"发汗"二字，据文义为衍文，故删。

加参生化理中汤

治产后厥症。

当归三钱　川芎一钱　干姜五分，炙　炙甘草五分　桃仁十五粒　人参二三钱　黄芪二钱

上用姜水煎服。若服参、芪而块痛未除，厥回，暂减参、芪以除块痛；块除痛止，仍加参、芪，姜水煎服。

加减：渴，加参生脉散：人参一钱，麦冬一钱，五味子十粒；手足厥冷，口气渐冷，加熟附子五分，人参二三钱；痰多，加橘红五分，竹沥大半酒盏，姜汁二匙；汗多，加黄芪一钱；血块痛不止，加肉桂四分；虚弱甚，加人参三四钱；大便不通，加麻仁六钱五分，再服五仁丸，毋用承气汤，虽热不可用。

若寒厥不可用四逆汤；热厥不可用白虎汤。

大抵产后厥症，气虚血虚，多脉脱，服药必须大补，少佐姜附以回阳。产后厥渴甚，以独参汤代茶，每帖加人参三四钱。

凡产后气短者，似喘非喘，气短不相接续，又兼热、兼痰，如兼此一二症而气短促，危急之症也，当大补气血为主。虽兼风寒之邪，而有头痛、发热、恶寒，惟当重产，且生化内有芎、姜，再佐表剂极稳当，其专名发寒而伤寒者，慎毋发散。又有丹溪云：产后不可发表。

加味生化汤

治产后气短。

当归二钱五分　川芎二钱　炙干姜四分　桃仁十二粒　人参三钱　枣仁二钱　炙甘草五分

加参生化汤

治产后汗出气短。

当归二钱　　川芎一钱五分　　炙甘草四分　　人参二钱　　桃仁十
粒　　麻黄根二钱　　枣仁二钱　　浮麦一撮

加减：汗多，加黄芪一钱；渴，加麦冬一钱，五味十
粒；嗽，加杏仁十粒，桔梗四分；痰多，加竹沥一酒盏，
姜汁一茶匙。

加味生化汤

治产后痰嗽、气短、声重、汗出。

川芎二钱　　当归三钱　　炙甘草四分　　杏仁十粒　　枣仁二钱
桔梗四分　　人参三钱　　半夏七分

加减：痰多，加竹沥酒盏七分，姜汁一茶匙；汗多，
加黄芪一钱。

其前二症汗多加黄芪，如块痛未除，渐减黄芪以定
块痛。

凡产后发喘者，第一危症，慎无论实。若产后气短似
喘，气血犹未竭，补剂少可缓，必先服生化汤一二帖以行
血块定痛，然后加参。其产劳甚及血大崩，形色又脱而喘
急，诚危急之症也，虽论块痛从权，速煎生化汤，内加人
参三四钱，以救危急。一时内速进二帖，头煎后却可少
缓，决不可照常症，今日一帖，明日一帖以误之。有治产
后气短、气喘，作痰火治而用枳壳、青皮、贝母、香附、
芩、柏等药，遍①传于世，历年已久，不知误死几何矣。

---

① 遍：原作"编"，据文义改。

加味生化补中汤

治产后形脱气喘。

当归三钱　川芎二钱　干姜四分，炙　甘草五分，炙　人参三钱　桃仁十二粒　茯苓二钱。如汗多，不用

加减：汗多，加黄芪一钱；渴，加麦冬一钱，五味子十五粒；若日久少食，闻药气即呕及服寒物或寒药呕，不纳五谷，并用独参三四钱，生姜二片，米一撮，用水一盅半，煎至半盅，调锅焦粉服，亦可。而汗出气喘、气短不受补者，虚甚无疑，服药不纳者，此症难治。

凡产后气血虚，产晕即有汗，必先服胎前预制生化汤两帖，三煎完，块消痛止，然后服调卫止汗汤。

调卫止汗汤

治产后产毕有汗。

黄芪　川芎　麻黄根各一钱　南归二钱　炙甘草五分　防风三分　桂枝四分　人参一钱五分。虚人用三钱①

枣二枚，水煎服。

加减：汗多而渴，回津生脉，加麦冬一钱五分，五味十粒；汗多小便不利，津液不足，无多用利水药；有痰无多用生姜、半夏，宜用橘红四分。

凡产后气血暴竭，虚汗濈濈然出，形色俱脱者，乃危症也。难拘常法，先定块痛，当从权用调卫止汗汤，速进二三帖以救危急；若产妇少有精神，又减参芪以定块痛。

---

① 三钱：此后原有"七日外"三字，据文义为衍文，故删。

调卫参芪从权汤

治产后虚汗，形色俱脱之危症。

黄芪一钱五分　人参三四钱　麻黄根一钱五分　当归三钱
川芎一钱　炙甘草五分　防风一钱　桂枝五分

汗少减之，加参加桂，其块亦不痛。

加枣二枚，水二盅，煎服。

加减：渴加麦冬、五味子，禁用半夏、生姜；发热往来，毋用柴胡等药；若头痛、发热，毋用麻黄、芩、连。

前后二症汗，当作亡阴论，阴亡则阳亦随而亡矣。

凡产后汗多出，项强、口噤、牙紧、筋搐者，类伤寒痉症<small>痉，音痴，去声，恶也</small>。《内经》曰：阳气者，精①则养神，柔则养筋。其产后亡血而又汗多，亡阴而又亡阳矣。阳微不能养筋，则筋脉紧急，项强、口噤、牙紧、筋搐，其症类伤寒痉症，慎勿作伤寒治之。《难经》曰：汗本亡阴，阴亡则阳随阴而走，故曰汗多亡阳。产后血脱多汗，亡阴阳之症也。

加味生化汤

治产后汗多、口噤、筋搐。

川芎一钱　当归三钱　人参二钱　黄芪一钱　天麻八分
防风三分　甘草四分　麻黄根一钱　荆芥四分　枣仁一钱

枣二枚，水煎服。

加减：痰多，加竹沥酒盏七分，姜汁一茶匙；虚甚，加人参三四钱；渴，加麦冬一钱，五味十粒；大便不通，

---

① 精：原脱，据《素问·生气通天论》补。

加麻仁二钱，炒过。方用忌姜、葱辛物；如热毋用芩、连、栀子、黄柏，亦无多用风药；如脉脱精神脱，加人参、附子各三四钱。

又方

治大便不通，因汗多无津液，无用利水药。

小续命汤、愈风汤、半夏、南星不可多用，勿信法术、符水等事。

凡产后伤食，当以补气血为主，审所伤何物，服消食药为佐。若伤谷食，加神曲、麦芽；若伤肉食，加厚朴、山楂、砂仁；若伤凉粉、柿、橘、梨、藕，腹内大痛，加吴茱萸、砂仁。又不可专用消食药而无补剂，屡见用消食药反伤损胃气，以致气虚满闷，日久不思谷食，甚至绝谷者，又误认为原伤食物未消，仍加宽胸耗剂，损命不救，皆药之误也。屡见治服消食药过多，以致绝谷数日，危急之症，专用长生活命丹而活人多矣。

加味生化汤

治产后伤食。

当归三钱　川芎一钱五分　山药一钱　炙甘草五分　神曲一钱　麦芽七分。若伤谷食者，神、麦二味用之；伤肉食者，去此用山楂、砂仁　山楂五分　砂仁五分。伤肉食者，用此二味；若伤谷食者，去此另用神、麦

加姜三片，水二盅，煎七分，稍热服。

加减：如伤冷物，血块滞痛，加桃仁十粒，肉桂五分；如伤梨、藕、凉粉，加干姜四分炙黑，砂仁四分。

长生活命丹

产后因伤诸物，服消食开胃药，多反损胃气，必增虚饱、满闷，多不思谷，又误认为原伤食物未消，不敢用补助胃气药，多致不救。愚治此症，屡用此方活人多矣。独用人参三四钱，水一盅，煎五分，调入锅焦末服之。

凡产后泻者，分有二症，立有二方。产后脾胃虚，产毕即泻者，必先服大剂生化汤，头煎后即加茯苓一钱五分，煎服。

加味生化汤

治产后即泻。

川芎一钱五分　当归三钱　炙干姜五分　茯苓一钱五分　桃仁十粒, 去皮尖　肉果①一个, 用面裹煨, 捶去油　诃子皮一钱　莲子十粒

加姜三片，水煎服。

加减：若服二帖后不止，即加人参二钱；小便不利，因泻无津液，毋利水；若渴加麦冬一钱，人参二钱，五味子十粒。

加味参苓生化汤

川芎二钱　当归三钱　干姜五分, 炙黑　茯苓一钱五分　甘草五分, 炙　山药二钱　肉果一个, 制过　诃子皮一钱　莲子八粒　人参二钱

糯米一撮，水煎。

---

① 肉果：肉豆蔻的别名。见明代《本草纲目》果部第十四卷"肉豆蔻"。

加减：产后七日外，血块不痛，亦服此药；产后块痛不息，减去人参、肉果，以除其痛；产后血块不痛，加白术二钱，陈皮三分。泻兼热，毋用芩、连、栀、柏；兼痰，毋用半夏、生姜。

又方

泻兼渴，煎生脉汤以回津液。

凡产妇形体劳倦，伤脾，虽少食亦运化稽缓，胸膈欠舒，无嗳醋气味，不可即投消导；纵伤食而嗳酸、恶心、恶食、饱闷者，用生化汤，内佐消导；若血块消尽不痛，当以参、术为主，消导为佐使，确论也。

凡产妇伤食治有验者，远年远方不开。只述癸亥岁寓城治验者一江北邵朱泉妻，产后复伤鸭子，服消导三四帖，增热生痰，加芩、连、半夏，又增肋痛，绝谷七日。子治以生化汤加人参一钱，热痛少减，次早又与前汤服下，连晨米饮并吐而晕，一饭时方苏。子思胃所乐者，惟谷，药石皆偏胜之气，此妇绝谷日久，胃空岂胜药味耶！用长生活命丹，因服寒药多，加姜三大片，煎汤调锅焦粉与服。病人固执云：适①服药而昏，吾待死矣。治以莲子姜汤服而愈。

凡产后日久，血崩不止，或崩血如鸡胆大，或如血片，宜大补脾胃，升举气血，少加镇坠心火之剂。

升举大补汤

治产后血崩，并治老壮妇人崩淋。

白术三钱　人参二钱　当归二钱五分　川芎一钱　怀生地二

---

① 适：到，至。

钱　黄芪一钱　炙甘草五分　荆芥四分　白芷四分　陈皮四分
黄连四分，炒　羌活四分　升麻四分　黄柏炒锅巴，四分。泻者不用
防风三分

　　水煎服。

　　加减：口渴，加麦冬一钱，五味十五粒；泻，减柏加泽泻五分，莲子十粒；有痰，加半夏一钱；有痰及①白带多者，加半夏二分，苍术一钱。

　　凡产后脾泄不止，按后方。并治年久不止脾泄症。

参苓莲子饮

人参二钱　白茯苓一钱　白术二钱　升麻　陈皮各三分
白芍八分　当归一钱五分　炙甘草四分　山药一钱　莲子十粒

　　上用姜水煎服，次煎即取莲子送药。大忌房事，恐火动而复。

　　加减：腹痛，加炒黑干姜五分；虚人，加人参三四钱；虽有热，毋用芩、连、栀、柏；年久脾泄，须用百余帖，甚至三四百帖。血崩脾泄，两方活人多矣。

　　凡产后七日内外，患赤白痢疾，后重频并②，最难治。欲调气行血而驱荡痢疾之邪，犹虑产后之元气虚；欲益气滋荣而大补产虚，又助痢初之邪盛其行。若行不损元气，补不助里邪，惟生化汤减干姜，加木香，运气则并治而不悖也，再服加味香连丸以候一二日，视病势加减，可保无虞。若患褐色后重频并虚痢，其《丹溪纂要》自有妙方。

---

　　① 及：原作"即"，据文义改。
　　② 频并：犹频繁。

其产妇虽厚，产及一月，可用推荡之方及芩、连寒凉之药；若产妇素弱，虽产后月余，未可峻消行积，再噤口痢，摘刊奇方中自有方治，毋按古方多用厚朴、枳壳以治产痢，宜用香连丸导加味生化汤妙。

加减生化汤

治产后十日内外，患赤白痢症后重频并。

当归四钱　川芎二钱　甘草四分　桃仁十二粒　茯苓一钱
陈皮五分　木香三分

上水一盏，煎六分，去渣，送香连丸三十丸。

加减：如产后曾服生化汤，产妇已有精神，可用芩、连、芍药之类，其大黄下药决不可用，而加味香连丸俱摘刊奇方内。再胎前有痢症，或患瘟疫，舌有黑黄胎，作渴未止，至产仍未愈，有用生地重加石膏而愈者。

又产后血痢久不愈，属阴虚，宜服四物汤加人参。

又有产后半月外，患赤痢后重，可服加连生化汤。

加连生化汤

当归三钱　川芎一钱五分　芍药一钱,酒炒　枳壳五分　黄连六分,姜炒　甘草四分　茯苓一钱　木香三分

水煎服。

凡产妇产儿下地，恶露随下，则腹无块痛而自舒畅矣。倘腹失盖或伤冷物，则恶露凝结成块，而虚症百出，腹痛身热骨蒸，五心烦热，食少羸瘦，或似疟，月水不行，其块在两胁，腹作雷鸣，嘈杂，眩运，身热时作时止等症。治法当遵先生云：欲泄其邪，先补其虚。用补中益气汤送《丹溪先生纂要》中三消丸，斯块消而人不弱。若

消块无补，非惟块不能尽消，将食日减，甚至绝谷成劳而人损命矣。

加味补中益气汤

人参一钱　白术二钱　当归三钱　炙甘草四分　芍药二钱黄芪一钱　茯苓一钱　陈皮四分

用姜水煎服。

丹溪先生三消丸

治妇人死血、食积、痰饮等症。

黄连一两五钱。一两用茱萸四钱煎汁去渣，浸黄连；炒燥五钱，用益智同炒，去益智　萝卜子一两，一半炒一半不炒　台芎五钱　桃仁十二粒，去皮　山栀炒　麦皮曲　三棱　莪术各五钱，棱术并醋煮炒香附子童便浸，炒一两　山楂一两

上为末，蒸饼为丸。食远用补中益气汤送下六十丸；或用白术三钱，陈皮五分，用水一盏，煎五分，送下。

凡产妇半月内外寒热往来，或午后日晡音逋，申时也，或夜间发热，或一日二三度发，其发有期，其症类疟者，此由气血并竭，阳虚寒作，而阴虚发热也。慎毋以疟治，即柴胡汤不可轻用，惟调补气血，则寒热自退矣。毋用芩、连、栀、柏以退热；槟榔、常山、草果以截疟。如有汗、气短，即加参、芪；热加归、参。若产已及月，其人尚虚，有患疟症，亦用人参养胃汤加减调治，外煎参术膏。仲景云：伤寒往来寒热，一日二三度发者，阴阳俱虚，不可更发汗、更下、更吐也。

四君生物汤

治产后半月内外类疟。

川芎一二钱　当归三钱　人参一二钱　白术二钱　茯苓二分
青皮二分　炙甘草四分　藿香二分　乌梅两个

水煎服。

加减：渴加麦冬一钱，五味十粒；痰加半夏七分，生姜三片；汗多加黄芪二钱，枣仁一钱。

四君养胃汤

治产后已及一月，疟疾。

人参一钱五分　白术二钱　茯苓二分　炙甘草四分　半夏二分　青皮四分　草果三分　当归二钱　藿香五分　乌梅二个

用水煎服，加姜二片。

外另用参术膏。

白术一斤，洗净，剉去皮，焙干　人参一两

用水六碗，煎取汁碗半，如法再煎五次，取汁共九碗，再煎至一碗。每日服半酒盅，用白汤送下。

产后嗽立有三方。

凡产后七日内外，感风寒，嗽，鼻塞声重，恶寒者，宜生化汤内加杏仁、桔梗；有痰加天花粉，毋用麻黄以动汗；如嗽而胁下痛者，毋用小柴胡汤；若患火嗽而有声，痰少、面赤，毋用凉药。大凡产妇有火，有痰嗽，必调理半月后方可用寒凉药。半月前还须重产，丹溪先生云：产后切不可发表。

加味生化汤

治产后感风寒，嗽，鼻塞声重。

当归二钱五分　川芎一钱　杏仁十粒　炙甘草四分　桔梗四分　知母二分

姜水煎服。江录有炒干姜四分。如有痰，加天花粉；虚弱有汗，嗽，加人参一钱。

加参宁肺生化汤

治虚弱产妇旬日内感患风寒，嗽声重，有痰或身热头痛。勿汗，多服此汤。

当归三钱　川芎一钱五分　甘草三分　人参一钱,虚人二钱
杏仁十二粒　桔梗四分　知母一钱　桑白皮七分　橘红三分　半夏七分,姜汁炒

姜水煎服。

加减：虚人痰盛加竹沥一酒盏，姜汁半茶匙。

加味四物汤

治产后半月内外，患嗽有声，痰少。

川芎三钱　当归二三钱　芍药一二钱　桔梗四分　知母一钱
甘草四分　兜铃四分　诃子皮一钱　款冬花六分　瓜蒌仁一钱

姜水煎服。江本有生地二钱。

产后胃气不和，呕吐不止，全不纳谷，分有二症，立有四方。此症若七日内血块痛未除，治当重消块，佐温胃气药，宜服安胃行血汤。

安胃行血汤

川芎二钱　当归四钱　人参一钱　干姜五分　桃仁十粒
炙甘草三分　砂丹①五分　藿香四分

姜二片，水煎服。有汗不可用生姜。

---

① 砂丹：即灵砂，由硫黄与水银制成。见明代《神农本草经疏》卷四玉石部"灵砂"。

如产后七日内曾服生化汤三帖，血块不痛，只是呕不止，不纳谷者当服：

加减六和汤

川芎一钱　当归二钱　干姜四分，炙黑　白豆蔻四分　扁豆二钱　人参一钱　藿香三分　山药一钱五分　陈皮三分　茯苓一钱　甘草四分，炙过

用姜水煎服。如呕吐不止者，用豆蔻；如呕止，即除豆蔻。

又方和平汤

人参一钱　当归二钱　川芎一钱　陈皮三分　甘草四分，炙　白术一钱五分　藿香三分　丁香三分　茯苓一钱　扁豆二钱

姜水煎服。

加减：若是受寒，加吴茱萸；呕止，减丁香。

产后呕吐，服前三方而胃和呕止、块痛止，但气血不足，食少，宜服：

补中和胃汤

人参　茯苓各一钱　白术　当归各二钱　山药一钱五分　炙甘草　陈皮各四分　干姜三分　扁豆二钱

水煎服。

产后膨胀论

凡产妇素弱，临产又劳，中气不足，心膈多不舒畅，胃虽纳五谷，脾转输却迟。若产毕随服生化汤三四帖以消块止痛，即服加参生化汤以助脾健胃，自无中虚胀满。其或产后中满膨胀者，大率因伤食而误专消导，因气郁而误

专顺散；又因食多冷物而停滞恶露，又因血虚大便燥结误下而愈膨胀。殊不知产后气血两虚，血块消后当大助气血以补中虚，且治者但知伤食当消，气郁宜顺，恶露当攻，秘便可下，投药一帖不效，复进二帖，病家一医不效又更一医，其产妇服消耗之药，多胃气反伤而满闷益增，气不升降，湿热助积，郁积之久，遂成膨胀。又有喜食橙丁、橘干，少满助成，岂知消导佐于中和补汤内，则脾强而所伤食气消散，助血兼行，则大便自通，而恶露自行矣。屡见误食消食耗气下药，以致绝谷日久者，子用长生活命丹而更生者，百试百验。人误而至膨胀者，仍用大补气血之剂而不致折夭者，十救八九。治者宜先用长生活命丹试引加之，以救绝谷，再遵丹溪先生医法按方以救膨胀可也。

误耗益气汤

此方专治产后中气不足，微满或受气虚饱症；误服耗气、顺气药，多致成膨胀者。

人参二钱。虚者用四五钱　白术三钱　茯苓一钱五分　甘草三分，炙　川芎一钱　当归三钱　芍药二分　陈皮四分　紫苏梗五分　厚朴四分　大腹皮六分　萝卜子四分　木通五分　木香三分，不见铁器，磨

误消健脾汤

人参一钱　白术二钱　茯苓一钱　甘草二分　川芎七分　当归二钱　陈皮四分　芍药一钱　大腹皮四分　神曲一钱，炒

加减：腹胁痛或块痛，加砂仁五分；伤面食，加麦芽五分；伤冷物，粉、梨、橘，腹内大痛者，加吴茱萸一钱。

养生化滞汤

治产后大便不通误服大黄等药，致成膨胀或腹中血块痛不止。

当归四钱　川芎二钱　芍药一钱　陈皮四分　人参一钱白术一钱　茯苓一钱　甘草二分　桃仁十五粒　香附子三钱　大腹皮四五钱　肉苁蓉一钱五分，去甲，酒洗

加减：胀甚，加人参四五钱，白术四五钱。

如血块痛，就将此药汤送下三消丸。其方见前。

已上三方大约相同可用，可遵丹溪先生加减，屡治屡验。若误服大黄者，服参归半斤以上，而大便方通，肿胀皆退矣。

凡产后乳生痈，未成脓，服瓜蒌乳没散；已成脓，服排脓回毒散。虚人不可服，待脓出后，服十全大补金银花散。

瓜蒌乳没散

治产后乳生痈未成脓，痛不可忍。胎前生痈，亦服此方煎服。

瓜蒌一个，连皮子，捶碎　当归三钱　白芷一钱　青皮　乳香　没药　甘草各五分　金银花三钱

回毒散

治产后乳痈已成脓，服之其脓毒从大便出。未见摘方刊行。

十全大补金银花散

治产后乳痈，脓出后虚弱甚者服之。

人参　白术　怀熟地　黄芪各二钱　当归三钱　金银花

三钱　茯苓一钱　甘草五分　川芎二分

水二盅，煎至六分服。

加减：泄泻，加莲子十粒，肉果一个，面煨过；渴加麦冬一钱，五味子十粒。

又方

用马蹄香捣敷，亦好。

但凡产后乳生痈，发寒、发热类痐症，决用作虚治。

束胎方

待胎有八个月，预制药数帖，至将产连服四帖，即易产，屡试屡验。

白术　白芍　当归各一钱　人参　陈皮　紫苏　益母草各五分　大腹皮三钱，甚要洗净，制干有三四次方可用　生姜三片　青葱五苗　黄杨果十个。取嫩的用

春加川芎、防风；夏加黄连、五味子；秋加泽泻；冬加砂仁；怒气加香附子。

上水二盅，煎八分，食还服此方，服数剂甚有好处。

达生汤

车前子炒研　枳壳麸炒。各五分　牛膝六分，酒浸一宿　甘草三分，炙　冬葵子一钱，炒研　白术一钱，米泔水浸，炒　大腹皮四分，滚水洗数次　木香三分，待药熟磨搅同服　川芎六分　益母草一钱，不犯铁器

上用姜一片，水盅半，煎八分，食后温服。腹痛时加白芷、沉香各五分，同煎服。

催生神效仙丹

横生、逆产用一丸即下，其药男左女右手中可用

数次。

朱砂一分　轻粉一分　松香一分

用大雄老鼠一个，取卵一双，腰子二个，将前药研细末，再将鼠肾并腰子共研为四丸，用童便、酒、益母草煎汤下一丸，立时即产矣。

产后调护法

产毕未可上床，令二人扶住，令人从心下轻轻按揉至腹脐间五六次，然后上床。虽睡，时时按揉之，则恶露不得停滞矣。

腹间又用小衣服烘暖盖，温之，暑月不可盖单被，若腹寒冷则血块不行且作痛。

产儿下地，即服生化汤二帖，共三煎。

产儿下地，胞衣迟下，要盖护产母下部。若冬月，用火于被中，用热衣暖腹要紧，又须多服生化汤并益母丸及诸下胎衣丸。

产妇虚甚，须烧砖石、秤锤，淬醋以防血晕。

产毕即服生化汤一帖，如饥饿甚即白粥一盏，不可饱。随即又服生化汤，如未进饮食，必连进生化汤二帖三煎完，始食甚好。

产妇虚甚，才产下地不得过与酒。饮酒能散血入四肢，又且五脏气虚不胜。

产妇七日内切不可洗下部，七日外方可温水就床上洗。满月后方可梳头洗澡，一百二十日不可劳力过度。

产妇冬末春初天色凝寒，宜密闭产妇房室，四围置火常令暖衣烘袄，而下部衣服不可去绵絮。

产后乡俗习弊有十

一、产后毋即食牛羊猪肉、鹅、鸡子等物，恐虚人难以消化。

二、产后毋食凉粉、绿豆粥、荞麦面。

三、产后毋食胡椒、艾酒，血块虽得流通，却致新血不宁。

四、产后用姜数片以消血块，使发热亡血多致危症。

五、产后毋食梨、藕、柑、橘冷果及冷茶、冷水，以致血块凝结。

六、产后毋食橙丁、柿干、枳术、香附、砂仁等丸，多损气血。

七、产后七日内毋梳洗以劳神，毋早起以冒风寒。

八、产后毋多言语，毋多女工。

九、产后暑月天，勿以冷水洗手足。

十、产后虽大暑月，必用烘热小衣温腹。腹冷则血块痛，久则虽药不能行也。

产后用药十误

一、产后误用耗气顺气药，反增饱闷，陈皮不可用五分以上。

二、产后误用消食药，多伤胃气，减食甚至不进饮食。

三、产后身热误用芩、连、栀、柏，损胃减食，不能退热，甚至不饮食者。

四、产后三日内服生化汤以消血块，误用参术以致块痛不除。

五、产后误用生地以滞恶露，无独用枳壳、枳实、牛膝以消块。

六、产后误用大黄、芒硝以通大便，致起泻或成膨胀。

七、产后毋用苏木、棱、蓬、牛膝、桃仁等药以行血块，新血亦损矣。

八、产后世俗多用山楂一味，煎汁以攻血块，或致危症而死。

九、产后误服济坤丹而下胎、下胞。

十、产后毋信《产宝百问》及产妇医方。

女科方脉主意

脉　诀

左手寸脉洪，主胸中之怒气；关脉洪，主心中冷气；尺脉洪，主不孤。左指脉一般大，主孕有思在内。尺脉小如线发，主作胀、女人血室①病，月水或前或后。右手寸脉洪，主上焦热，咳嗽有痰，身发潮热；关脉洪，主冷气作痛；尺脉洪，主妊；尺脉小，主子宫冷。两手六脉一般洪缓而清利，主寿高；六脉俱小如线大，主脾胃弱不能饮食，腰痛、头疼、头晕、败血；六脉俱洪大浮弦，主有疯气。女人除此并产后，余与男子同。男子左手宜洪，右手宜弱，主大利；女人右宜洪，左宜弱，主大利。

辨男女脉法

左手实大是男胎，右手弦洪女孕来，两尺偏大分男女，命门滑实主怀胎。

调　经

超前为热，退后为虚，血滞宜破，血枯宜补。时常经前作痛为血积，经后痛为血虚。常时发热为血虚有积，经行发热为血虚有热。

---

① 血室：原作"血堂"，据文义改。

主意

妇人坤道血为基，气血调和体最宜，

血盛气衰应可治，血衰气旺渐乖违①，

血热先期风热紫，寒痰黄淡湿违期，

作痛行经气血滞，行过作痛气血虚，

经血欲调宗四物，湿痰枳术二陈推，

脉数黄芩荆芥穗，气虚力弱人参芪，

沉迟气滞槟榔佐，作痛满闷入青皮，

虚热逍遥补心类，清之经血自如期。

经 闭

夫经闭不通者，或坠胎及多产伤血，或久患潮热消血，或久发盗汗耗血，或脾胃不和，食少而不生血，或痢疾肠风失血，或七情伤心，气停郁结，故血闭而不行也。治宜生血、补血、调血。

主意

经凝气滞不流通，故闭将来紫淡红，

病后汗多思损血，或因湿热冷兼风，

气郁沉微当利气，紧寒血积又疏通，

四物槟榔附莪术，桃仁牛膝桂䗪虫，

弦濡气虚参白术，黄芪鞭草牡丹芎，

其间胃火干枯涸，酒佐将军大有功。

---

① 乖违：错乱反常。

崩　漏

皆由劳伤血气，损任冲二脉，气血俱虚不能纳制其经血，故忽暴下者，或渐成淋沥者。盖妇人皆由心事不定，或人事少遂，故贵势脱，先富后贫，皆心火上炎。治当劝论而行镇坠心火之药。

主意

崩漏皆由气血伤，脉来弦大细而长，
东垣下陷不言热，学者须知要忖量，
丹溪每论虚湿热，阳搏阴弱病之详，
脉弦而数当清热，荆芥黄芩末服良，
百草霜研宗四物，痛入延胡炒黑姜，
脉濡气虚参白术，续断防芪功效强，
久崩下陷宜升举，养血调脾泻二阳。

赤白带

赤属血，白属气，湿热为病，漏与带俱是胃中痰积下流渗入膀胱，稠黏者是，又有如白汤者，名曰白浊。主燥湿为先，法当升之，甚者吐法以提其气，宜断厚味。

主意

白带根同泻热多，赤营白卫不调和，
来而腰膝皆酸痛，漏下时多骨术枯，
脉来弦缓伤乎风，炒姜散服绝其疴，

伏龙肝散多灵验，脉数樗根①效更多。

伏龙肝散

伏龙　艾叶　川芎各一钱五分　赤石脂　麦冬各四分　干姜　川归各三分　肉桂　甘草　熟地各二分

加枣煎服，或为末，米饮酒下。

安　胎

胎气宜清不宜热，宜静不宜动。有因胎病不安者，有因母病而胎不安者，宜详审安之。

主意

妊妇全凭气血谐，伤情冷热挫为灾，

伤血脉濡宜四物，四君脉大旋安排，

挫气缩砂为末服，术芩芎归不伤胎。

安胎饮

当归　川芎　白芍　熟地　白术　茯苓　黄芪　甘草　阿胶　地榆各五分

加艾叶、姜三片，水煎服。

胎气郁滞者，参苏饮：人参二钱，苏木五钱。水煎服。

脾气虚弱者，六君子汤加紫苏、枳壳、姜二片，枣二枚。水煎，不拘时服。

又郁结伤脾者，归脾汤：人参、黄芪、茯神、甘草、

① 樗（chū 出）根：即臭椿根皮。见明代《本草纲目》木部第三十五卷"椿樗"。

木香、酸枣仁、白术、圆眼肉，加柴胡、栀仁各等分，姜一片。水煎服。

郁怒伤肝脾者，四七汤：厚朴姜炒、紫苏叶、白茯各一钱，半夏姜制，一钱五分，加姜、枣煎服，加川芎、川归；怒动肝火者，加五味子、柴胡。

漏　胎

妊娠月水时下也，皆由冲任脉虚不能约制经血，血漏尽则胎毙矣。有劳役、喜怒不节，或饮食触胃，风寒，或母有宿疾，为风冷所乘，气血失度而血漏下。

主意

漏胎血少气偏虚，不能卫护热成之，

脉数黄芩加白术，安胎主药善扶持，

弱脉血虚全四汤，艾胶制炒要知宜，

下陷升提分湿热，气虚应可用参芪。

胎　痛

胎痛者，皆妊娠不知禁忌，或由生冷，或触风寒，邪正相击，随气上下，冲于心则心痛；攻于腹则腹痛；伤于胎则胎痛也。

主意

胎痛分明胎气伤，致令妊妇痛声长，

脉来细紧寒食气，缩砂四七最为良，

脉涩血虚宜四物，紫苏香附服安详，

尺数热痛连炒入，诊脉须分阴与阳。

四七汤

紫苏叶　厚朴姜汁炒　白茯各一钱　半夏一钱五分，姜制

加姜枣煎服。

恶　阻

皆妇人禀受怯弱，或有风气，或有痰饮。凡妊便是有病，其妇颜色如故，脉息和顺，但觉肢体沉重，头目昏眩，择食，恶闻气味，好食酸咸，甚者作寒热呕吐痰水，轻者不必服药，重者以半夏汤、茯苓丸可也。

主意

血夺胃气呕咽干，一云痰火自相搏，

饮食下咽随手出，致令恶阻食难吞，

半夏茯苓汤要药，二陈藿术亦为尊，

脉分热冷并虚实，顺气和脾胎自安。

半夏汤

半夏姜制　宿姜各二两　茯苓　白术　杏仁　陈皮　芍药各五两　竹叶二十片

大枣五枚，煎服。

半夏甘而益脾，辛而散滞，姜所以制半夏之毒也，脾喜燥而畏湿，故用白术燥脾，茯苓渗湿。脾喜通而恶塞，故用杏仁利气，陈皮泄气，竹叶气清能去土中之火，芍药味酸能泻土中之水，大枣取其甘而益脾耳。

茯苓丸

赤茯苓　人参　桂心　干姜　半夏　陈皮各一两　白术
干葛　甘草　枳壳

共为末，蜜丸梧子大，每服五十丸，一日三服。

半夏茯苓汤

半夏　茯苓八分　砂仁　陈皮　甘草四分

加姜、枣、乌梅，水煎服。一二日后，服茯苓丸。此
方健脾化痰滞之要药也，或加白术为好。若食滞加枳壳；
气恼加柴胡。

四春方

白茯苓　半夏各一钱　陈皮五分　苍术　厚朴各一钱　砂
仁五分　藿香八分　干姜三分　乌梅一个　甘草三分

加姜三片，水煎服。

胎 肿

凡妊妇有通身肿者，有脚肿者，俗呼为胎肿，又曰胎
水。或脾虚不能利水者，血散四肢而肿。有胎挟水，水血
相搏者；有脾胃虚湿者；有乘风寒者；有痢疟后而肿者；
有饮食太过者；有腹胀而肿者，皆详之。

主意

胎肿皆因湿热多，山栀卜子萝卜子也炒宜过，
研末米稠调服下，管教虚肿渐消磨。

子 烦

夫妊娠而子烦者，是肺脏虚而热乘于心则心烦，停痰

积饮在心胸之间，或冲于心，亦烦也。若热烦者，但热而已；若有痰而烦者，口吐涎沫，恶闻食气，则烦燥也。

主意

妊妇心惊闷子烦，病因二火君火四月，相火六月在其间，竹叶汤除虚燥病，门冬饮子似仙丹。

犀角散

生犀角凉心　地骨皮退热　麦冬清金　赤茯导赤　条芩泻火　生甘草和中

竹叶汤

白茯苓二钱　防风一钱　麦冬　黄芩各一钱五分

加竹叶五片，水煎服。

门冬饮子

麦冬　人参　知母各一钱　生地八分　茯神七分　五味子瓜蒌　葛根各五分　甘草三分　竹叶七片

水煎服。

子　痫

妊妇忽然冒①闷不识人，角弓反张，须更则苏，状若中风，名曰子痫，亦谓之风症，又名子冒。

主意

妊妇筋强语塞痰，或时发搐故名痫，
脉浮弦滑羚羊散，煎服祛风渐渐宽。

---

① 冒：通"瞀"。指眩晕，昏厥。清代朱骏声《说文通训定声·孚部》："冒，假借为瞀。"

羚羊角散

羚羊角　独活　酸枣仁　五加皮各二分　防风　苡仁
川归　川芎　茯神　杏仁各四分　木香　甘草各三分

姜三片，水煎。

子　悬

胎气不和，怀胎近①上，胀满疼痛，谓之子悬，恐致
难产。

主意

胎气凑上腹心田，满闷胀疼曰子悬，

紫苏散子安胎气，须教一服遂安然。

紫苏散

紫苏叶　人参　陈皮去白　大腹皮洗净　归尾　川芎
粉草　白芍

加姜五片，葱白七寸，煎服。

胎前诸病俱宜此加减：腹痛加香附、木香；嗽加枳
壳、桑皮；热加条芩；呕加砂仁；泻加白术、茯苓。

子　淋

妊妇肾虚，膀胱热也。肾虚不能利水，则小便数也，
膀胱热则小便秘涩而不宣。妊娠之妇，胞系于肾，肾间虚
热而成淋疾，甚者心烦闷乱，名曰子淋。

---

① 近：原作"进"，据文义改。近，逼近。

主意

子淋散在子淋中，热结便癃气不通，

安荣散子功尤效，服之宽快有奇功。

安荣散

麦冬　通草　滑石　川归　甘草　人参　灯心　细辛
各五分

水煎服。

胎死上喘

因母患热病至六七日以后，脏腑极热，薰蒸其胎，而致胎死自冷不能自出而作喘，产母舌青者是。

主意

脉沉病喘死胎中，动热伤胎气上冲，

桂麝和匀酒调下，黑神散子亦能通。

黑神散

熟地　蒲黄炒　黑干姜　当归　白芍　桂心各三两　甘草炙，三钱　黑豆炒，去皮，二合半

共为末，每服二钱，童便和酒调下。他本用赤芍。

难产横生

妊妇失忌，或气逆而然也。

主意

妇人气逆遂胎横，益母童便酒下行，

但将神应催生产，服之不久儿即生。

如圣散

用黄蜀葵花焙为末，热汤调下二钱。若漏血胎胞干涩难产，并进三服即产。如无效，用葵子半合为末，温酒调服。

催生如神

百草霜、白芷不见火，各为末等分，每服三钱，至胎顺产门，以童便、米醋和为膏，加沸汤调下，或童便酒煎进二服。然血得黑即止，此药大能固血又免干血。

胎衣不下

产时用力，恶血上逆，胎衣亦随气上，心头迷闷，须臾，不止即亡。

主意

胎衣不下为如何，疲倦皆由用力过，
停风衣冷或血入，胞肿令人无力何，
急服夺命丹行血，牛膝汤煎效更多，
益母童便酒调下，胞衣下利更安和。

夺命丹

附子五钱，炮　丹皮一两　干膝一钱，炒，烟尽为度　大黄一两，为末

共为末，大黄成膏，丸梧子大，酒下五七丸。

牛膝汤

牛膝　川芎　朴硝　蒲黄各三两　川归一两四钱　桂心五钱

每服五钱，姜三片，加生地一钱，水煎服。

又方

牛膝　瞿麦　归尾　木通各一钱　滑石二钱　冬葵子一钱
五分，酒洗　枳壳一钱

水煎热服。

治妇人生产^①不顺，用此滑利水道，令儿易产。药分
三服，水二盅，煎八分，温服。

产后寒热

凡发热，乃气虚甚，非有实热也。有内伤发热，有外
感发热恶寒者，亦血气虚甚，有瘀血作者。

主意

产后发热又增寒，中感须知有几般，
外邪身热脉浮紧，五积交加方见第二十三病自安，
右寸脉大头不痛，发热皆由宿食存，
香砂二陈加麦用，内伤莫作外伤看，
小腹满痛有恶血，增寒壮热掌心温，
弦紧脉宜五积散，延胡葱白散为尊，
日晡潮热宜八物，脉虚弦大补中论，
医临脉药如临阵，虚实分明仔细参。

产后血晕

宜用生化汤。

有血去多而晕宜大补血，有气虚而晕大补气，有痰火泛

---

① 产：原作"理"，据文义改。

上而晕_{清痰降火}，有瘀血不行而晕_{消瘀血为主}。

主意

血晕皆由血去多，血虚痰动耳鸣锣，

脉伏沉微如冷厥，若然不治渐成痾。

产后中风

中风不语者，产后胎前先染风邪未举，以致产后失于调理，或兼产难感冒，转成此症。

主意

产后乘风转眼歪，血虚气弱故招来，

脉浮愈风汤最效，濡弱弦微续命该。

愈风汤

荆芥穗_炒，为末，每服三钱，以炒黑豆淋酒调下，童便亦可。

一方加当归等分，酒少许，煎灌即醒。加归七分，名交加散。

续命汤

麻黄　人参　黄芩　白芍　防己　川芎　杏仁　甘草　肉桂_{各一两}　附子_{五钱}　防风_{一两五钱}

上加姜五片煎，食前热服。一方有石膏、川归、白术，无附子。

宿血肿胀

产妇脾胃虚弱，血气衰败，亦有或伤风邪而肿者。

主意

败血归脾肿胀灾，胎前宿食湿注来，

致令余血游经络，次便平胸气满怀，

脉沉散子调还易，宿食须当琥珀开，

叮咛后学宜须记，莫作脾伤水气猜。

琥珀散

真琥珀三钱　滑石一两　粉草末一钱五分

上为末，每服二钱，灯草汤下。此方出《诸症辨疑》①。

产后腹痛

若腹满者，当去恶血；腹不满者，虚作痛也。

主意

恶血不尽痛忧疑，脉来细紧与沉迟，

聚宝丹磨随引子，童便和酒最相宜，

脉弦而紧黑神散，血刺玄胡桂与归，

心腹绞痛并儿枕，蒲黄宜入五灵脂。

聚宝丹

没药　真琥珀另研　当归酒洗, 研末, 焙干　木香各一两
滴乳②五钱　辰砂　麝香一钱

共为细末，或滴水为小丸，或用酒糊为锭子。每服一锭，酒、童便下。

---

① 诸症辨疑：四卷，系明代吴球所撰。

② 滴乳：上等乳香。见明代《本草纲目·木部第三十四卷·薰陆香》。

失笑散

五灵脂　蒲黄各一钱

用醋水煎服。

黑神散，方见前"死胎上喘"内。

半　产

月数不足，劳伤血气而致。

主意

半产多因是嫩生，内伤冷热暴而行，

东垣升举全生剂，活血汤名妙莫更。

全生活血汤

柴胡　川归各二钱　生地　熟地各一钱　川芎　藁本各一
钱五分　防风　羌活　独活　葛根　甘草炙，各一钱　细辛
蔓荆子各五分　升麻　白芍各二钱　红花三分

每服五钱，水煎热服。

阴户脱

气血虚甚，所以脱下，但宜养气和血自收。腰肚常宜
热之。

主意

户物形如帕下垂，俗名呼作产门颓，

治宜补气兼升法，清气升时物自回。

用补中益气汤，十全大补汤亦可。

恶血入心

闷乱欲绝者是，或言语颠倒，用夺命散亦宜。

夺命散方

血竭　没药各等分为细末

用童便、老酒煎，调二钱。

主意

心乱昏迷血入心，令人颠倒失精神，

脉浮而滑宜续命，弦脉须当用七珍。

续命汤见"产后中风"。

七珍散

川芎　人参　石菖蒲　生地各一两　防风　辰砂各五钱

细辛一钱

共为末，每服一钱，薄荷汤下。

恶血入脾

产后呕吐不食者是。

主意

产后因虚血入脾，令人呕吐食贪希，

脉来弦缓多微细，抵圣汤旋功效奇。

抵圣汤

《济阴》原方。

赤芍　半夏　泽兰　人参　陈皮　甘草各一钱，炙　生

姜焙干，半两

水煎服。

恶血入肺

产后恶血流入经络，气喘、咳嗽，胸膈不利，面黑发
喘欲死者。

主意
肺喘多由恶血侵，故令喘促作喉声，

寸口脉来浮兼滑，参苏霹雳遂安宁。

参苏饮
人参一两　苏木二两

水煎顿服。出《诸症①辨疑》。

---

① 症：原作"医"，据本书上文改。

跋①

　　余本不知医，窃见知医者，切脉、论症、立方、投剂，应者半，不应者亦半；不知医者，先察病情，次拣方书，不应者半，而应者亦半。因是而息心以求其故。盖有真知医者焉，孙思邈云：必通天文、知地理、达人情，上下千古洞如观火者，始足以立方法，垂后世也。不知医者，守其成法，亦步亦趋，而得效半；知医者从而通之，变其成法，而得效亦半也。然而方书充栋，不能皆出真知医者之手，是以医之守与变，皆不能得其效之全也。惟在获一可信可传之书，从而守之，虽不知医者，不且与知者埒②也耶？妇科一门，从经期以至胎前产后，为有室③者所必需，立方论症世不乏书，然非简即繁，求其为适中得要者，其惟《坤中之要》一书乎！书凡八十六页，其如何论症之精，立方之妙，余实不知，而其依方奏效，则余所目睹。是书世无刻本，其所自来详印山序中，余恐写本流传易湮④，因寿⑤诸梓。知医者读此，固足为博约⑥者资⑦；

---

① 跋：原无标题，整理者加。
② 埒（liè 列）：等同。
③ 室：指妻子。
④ 湮（yān 烟）：埋没。
⑤ 寿：保存。
⑥ 博约：广求学问。
⑦ 资：帮助。

不知医而处室者，拣方用药，实足为阃帷①之辅。此就余所不知，而推及于余所知者，止此也。是为跋。

　　　　　嘉庆庚申嘉平月②立春前一日长白存谷丰绅伊绵③书后

---

　①　阃（kǔn 捆）帷：内室，借指妇女。
　②　嘉平月：即农历十二月。
　③　长白存谷丰绅伊绵：丰绅伊绵，据清代徐柯《清稗类钞·门阀类》载，系清代和珅之弟和琳的儿子，号存谷。

校注后记

一、关于作者

据《坤中之要》原书序言记载，该书是时任工部员外郎满洲人伊精阿（字共庵）"得之刘公^{逸其名}"，后授予印山恭德。显然，本书作者并非伊精阿。

关于刘氏的信息，查阅相关资料，收获甚少。《坤中之要》序言中介绍他说，刘氏在乡试时中式，本可以继续仕途，但却放弃，转攻道学，对南宫宗尤为精通。伊精阿在关帝庙见到他时，虽三日未食，依然能悠然地吹着横笛，这种道骨仙风，非常人所及。刘氏的其他信息，如名字、籍贯、生卒年月等均未提及。《中国中医古籍总目》中记载《坤中之要》"（清）刘逸（登贤）撰"。考原书序言，"逸"不是刘氏之名，而是"逸其名"，即其名散佚；"登贤"也并非刘氏的字，而是"登贤书"，表示乡试时中式。原书序言中并未指出该书为刘氏所作，只是表明最早是从刘氏处获得，查阅《中国医籍通考》（严世芸主编），《坤中之要》项下并未直接标明作者，仅载"刘氏存"，因此，本书作者尚待考证。

二、版本源流考

《坤中之要》现存版本为清嘉庆五年庚申（1800）刻本，其在两处馆藏（中国中医科学院图书馆、浙江大学图书馆医学分馆）版本均无牌记。该刻本为大字本，字迹清晰，排版整齐，保存较为完整。原书序、跋日期均为清嘉庆庚申年。中国中医科学院图书馆所藏版本中存有"萧方骏"和"龙友"一阴一阳两枚印章。萧方骏，字龙友（1870－1960），为我国著名中医家。上述时间与刊刻时间相符，可以确定其版刻年代确实为清嘉庆庚申年。此版本刊出后未见有重刻本。

原书封面没有书名，在序言和书口中出现"坤中之要"。原书目次前写有"秘传内府女科目次"，正文前写有"秘传内府经验女科"，故该书又名《秘传内府经验女科》。查阅《中国医籍通考》，明代医家龚定国撰有《内府秘传经验女科》，但已佚失，是否与本书内容相似，无从可考。

三、《坤中之要》内容与学术特点

《坤中之要》共计4万余言，不分卷。前半部分直接以症状名列于篇首，从调经、胎前到产后诸症，共计113症，78方，论述简明扼要，方药详备，方便查阅。此后有调经安胎赤白带各方，分列崩漏论、赤白带论、安胎论和产后用药方共载18方。后列产后生化论，详细论述生化汤的适应证，方药分析和加减用法；产后治症活法，围绕产后诸症及危急重症，载方48首；产后调护法，列出产后乡俗习弊和产后用药禁忌各十条，切合实际。最后列女科方脉主意，论述月经病、妊娠病及难产、胞衣不下和产后病的主要病机、脉象辨证歌诀和主治方药，共计29篇，方29首。全书编排虽略显凌乱，但包罗妇科经带胎产各个时期病证的病机和治法方药，简洁实用，于医者和病家都有益处，如跋文中说："知医者读此，固足为博约者资；不知医而处室者，拣方用药实足为阃帏之辅。"现将其学术特点概括如下。

1. 包罗诸症　尤重胎产

书中论述妇科从月经病到妊娠病再到临产和产后病百余证，几乎包括了妇科所有疾病，但从文字内容和篇幅看，并非每证均详述。书中前半部分列妇科病症113症，其中胎前和产后病症占73症。其后"调经安胎赤白带各方"中也专列出安胎论和产后用药方。"产后生化论""产后治症活法"及"产后调护法"均围绕产后各病症，"女科方脉主意"中有23篇与胎产有关。由此可见，全书对于胎前产后诸症着墨较多。这与胎产关系到孕育、繁衍后代不无关系。

关于安胎，书中载"盖养胎者，血也；护胎者，气也；安胎保孕者，宜清热也"。对于胎前诸症，属气血虚弱者，多从大补气血入手，同时重视清热养血。如"安胎论"中载金匮当归丸（当归、川芎、白芍、黄芩、白术、人参、阿胶、砂仁），"此方养血清热之药也"，不但用于血热致胎动不安，而且孕妇"宜常服之"，因"妇人有妊则碍脾运化而湿，湿而生热"。常服此方，孕妇"易产，所生男女兼无胎毒，痘疹稀少"。这种寓清热于补养气血之中的安胎理论，在本书中是比较鲜明的。

关于产后诸症，书中不仅指出了产后宜"补气血，调理脾胃"的原则，列出具体调理方药，而且还在"产后治症活法"中列出了产后血晕、血崩、厥证、血脱等"产后危急十症"和相关急救法。对于产后汗出胞衣不下、产后大便不通、产后腹痛等更是不惜笔墨，在各论中从不同角度反复论述。对于当时的医疗条件，分娩及产后护理颇有难度，妇科疾病也多源于此，书中重点论述，且方药齐备，对医者和病家都有重要指导意义。

2. 治产验方　独推生化

在治疗产后病方面，书中专列"试验产后生化论"，对生化汤推崇备至，论述尤为详尽。

书中对于当时以四物汤为主治疗产后诸疾，提出了批判。认为方中"地黄性寒滞血，芍药酸寒无补"，不适合产后调治。对于产后瘀血作痛，认为不能专攻瘀血，"殊不知旧血须当消化，新血亦当生养。若专主攻旧，而新亦不宁矣。"生化汤的组方配伍则有独特的优势，其"因药性功用而立名也，盖产后血块当消，新血宜生，若专消则新血不宁，专生则旧血亦反滞矣。考诸药性，惟芎、归、桃仁三品药性善破旧血，骤生新血，佐以炙黑干姜、甘草引三品入于肺、肝，生血利气。五味共方，则行中有补，化中有生，实产后圣方"。全书以生化汤加减，且有独立方名的，就有18首之多，而以生化汤为主治方药的，则不胜枚举。特别是在"产后危急十症"中，每一症的主方均为生化汤。书中还强调，产妇临产之前，要提前备好生化汤，产后立即服用。如载"有孕至七八个月，照方预制二三帖，至胞衣一破，速煎一帖，候儿下地即服，不问正产半产，虽少壮产妇平安无恙，俱宜服二帖以消血块，生养新血"，几乎将生化汤视为产后"万能方"。

3. 论述简明　精于方药

理论浅显易懂，方药悉备，是本书的又一特点。书中前半部分列出调经、胎前及产后113症，每症下列举症状表现，明确病机和治法方药，并无多余论述。如月经前期第一："其症血来如鸡肝水，五心作热，腰疼，小腹痛，面色痿黄，不思饮食，乃血气皆虚。先用黄芩散退其五心烦热，后用调经丸。次月，血胜疾去而人清安矣。"后列黄芩散、调经丸。而最后23症则是参考前论，方论省略，如"产后吊阴九十一方论见十七"。这种论简而方备的写法便于读者查阅和参考，实用性强。其他各篇的理论部分亦简明扼要，不复不杂，平实通俗。

本书所载方剂众多，有完整方药组成和用法的共计173首。方剂中药物剂量齐全，许多主要方剂后列有加减法，以备随症应用。如调经煎药方后有加减法"经水不及期，先来者，血热也，加酒炒黄连七分；过期紫黑有块，亦血热也，更加黄连。过期而行者，血寒也，加煨干姜、肉桂各三分；临期正行作痛，加玄胡八分，青皮五分；经来水过多，加黄芩一钱，炒蒲黄八分；经行或断续不来，积块刺痛，加红花、苏木、桃仁各五分；经来病饮食少思，加白术八分，陈皮、砂仁各五分；肥人痰多，赤白带下，加南星、苍术各八分；气虚血弱，四肢虚软，面色枯槁，加人参、黄芪各五分"，可谓详尽。其所载方剂中，有的还兼夹对药物的分析，可见作者对方药研究颇有心得。如治经期退后的主方"白芍一钱，酒炒。泻脾经之火，伐肝木　当归一钱，酒洗。能补女人诸血不足　白术一钱，陈壁土炒。大能除湿而健脾胃，与当归、白芍同用则补脾而清脾家湿热，能消虚痰也　半夏七分，姜汤泡。性燥而能除湿痰，故脾胃得之而能健也　白茯苓八分，去皮。渗利治痰嗽，去胞中之火　甘草三分，炙。除烦热、肌热之圣药　人参七分。入肺经，助肺气而通经活血，乃气中之血药也　阿胶一钱，蛤粉炒成珠。保肺养肝血，补血虚，止嗽，血症皆用之　五味子三分。酸苦而微带辛，能入肺肾，以收敛肺气而滋肾水，其止咳嗽，益气敛肺气之力；除烦热，生津止渴，补虚劳，滋肾水之功也　柴胡八分，去芦。泻肝胆之火在脏　川椒三分，炒。补暖下焦"。每味药物的功效和配伍意义均列于小字，使读者对方剂的理解更加深入。

此外，在治疗妇人神昏谵语时，本书还强调，"毋信邪惊之语，认鬼邪，妄用符水及法敕以致不救。"这种反对迷信的观点值得肯定。除了治疗方药，书中还列有"产后乡俗习弊有十"，指出人们在产后的调护、饮食等方面的误区，这在当时的历史条件下，具有一定的先进性和科学性。

综上所述，《坤中之要》是一本篇幅不大、内容丰富、理论简明、方药悉备、临床实用价值较高的妇科著作。

总 书 目

本　草